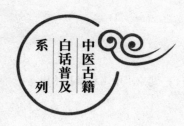

中医古籍白话普及系列

《运气要诀》

白话讲记

孙志文 编著

U0139761

中国科学技术出版社

·北京·

图书在版编目（CIP）数据

《运气要诀》白话讲记 / 孙志文编著 . —北京：中国科学技术出版社，2023.7

ISBN 978-7-5236-0013-9

Ⅰ . ①运… Ⅱ . ①孙… Ⅲ . ①运气（中医）－研究 Ⅳ . ① R226

中国国家版本馆 CIP 数据核字（2023）第 035991 号

策划编辑	韩　翔　于　雷
责任编辑	于　雷
文字编辑	张玥莹　靳　羽
装帧设计	华图文轩
责任印制	徐　飞

出　　版	中国科学技术出版社
发　　行	中国科学技术出版社有限公司发行部
地　　址	北京市海淀区中关村南大街 16 号
邮　　编	100081
发行电话	010-62173865
传　　真	010-62179148
网　　址	http://www.cspbooks.com.cn

开　　本	889mm×1194mm　1/32
字　　数	77 千字
印　　张	5.75
版　　次	2023 年 7 月第 1 版
印　　次	2023 年 7 月第 1 次印刷
印　　刷	北京盛通印刷股份有限公司
书　　号	ISBN 978-7-5236-0013-9/R · 2999
定　　价	45.00 元

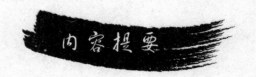

内容提要

　　五运六气学说是在中医观念的指导下，运用天干地支等符号作为演绎工具，来推论气候变化规律与人体健康和疾病流行的联系，在医学临床中具有重大的意义，体现了治"未病"的医学预防思想；对临床工作者早期诊断疾病、把握治疗时机、及时控制病情也具有参考价值。

　　《运气要诀》是由清代御医吴谦等人根据《黄帝内经·素问》的内容编纂而成，是关于中国传统运气学说的简明读本，具有易记易诵的特点。本书为《运气要诀》白话讲解版，拆解了深奥的医学、易理术语，打破了文言的阻碍，附以运气推算的图示，方便读者自行推算时查阅。

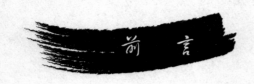

　　清乾隆皇帝标榜文治，于乾隆四年(1739年)下谕太医院编纂医书："尔等衙门该修医书，以正医学。"由大学士鄂尔泰和亲王弘昼督办，任命御医吴谦、刘裕铎担任总修官（相当于主编），陈止敬担任该书的经理提调官。编纂过程中，除了选用清宫所藏医书，还征集天下医籍和传世良方。1742年，撰修完成，乾隆帝赐名为《医宗金鉴》。《医宗金鉴》是编者们对18世纪以前的历代医学著作加以校订、删补并节录编辑而成书，是宫廷医家集体智慧的结晶，体现了当时宫廷医学的学术水准和成就。

　　《运气要诀》为《医宗金鉴》第五册，阐述《黄帝内经·素问》五运六气之理。编者对《运气要诀》

作了以下说明："天时之不齐，民病所有生也。《素问》言五运六气特详，医不明此，则不识亢害承制、淫胜郁复之理，不足称医之良也。但经文散见诸篇，学者每有望仰之叹。今搜集成篇，俾将一览无遗，庶易于融会贯通。"

本书将《内经》中有关五运六气学说的内容编撰在一起，并辅以详图和注释，方便初学者学习。《运气要诀》的最大特点是，以口诀的形式（一般七言八句）将五运六气学说的内容一一加以介绍，弃其偏颇，录其精粹，简明扼要，易诵易记。

五运六气，简称"运气"。"运"即运动变化，"五运"指木、火、土、金、水五种运化方式的相互推移；"气"在古代被人们认为是构成宇宙本原的基本物质，"六气"指风、热、暑、湿、燥、寒六种气候的转变。《运气要诀》是中国古人研究气候变化规律及气候变化对自然界的动植物生长发育、人体的生理病理与疾病种类等方面影响的学说，也是中医学在探讨天时气时气象运动规律形成的一种学说。任应秋先生认为"五运六气学说"即古代的医学气象学。

五运六气理论基于这种"天人相应"的学术观点，将自然气候变化与生物生命现象统一起来，从而探讨气候变化与人体生理病理及疾病预防和治疗的关系，对中医临床辨证论治有重要的指导意义。

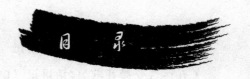

目 录

《太虚理气天地阴阳歌》

白话讲记

[原文]

　　无极太虚气中理，太极太虚理中气。

　　乘气动静生阴阳，阴阳之分为天地。

　　未有天地气生形，已有天地形寓气。

　　从形究气曰阴阳，即气观理曰太极。

[原注]

　　太者，极其至大之谓也；虚者，空虚无物之谓也。盖极大极虚，无声无臭之中，具有极大极至之理气焉。理气未分，而混沌者，太虚也。太虚曰无极者，是主太虚流行之气中主宰之理而言也。太虚曰太极者，是主太虚主宰之理中流行之气而言也。故周子曰：无极而太极者，亦是以极无而推极有也。盖极无中无是而非理，极有中无是而非气。不以极无之理而推极有之气，何以知有是气也？不以极有之气，而推极无之理，何以知有是理也？是则可知理气以其分殊而言之二也，以其浑合而言之一也。有是理则有是气，有是气则有是理，名虽有二，其实则一，本无有无、一二、先后之可言也。乘气动静生阴阳者，谓太极乘气机之动而生阳，乘气机之静而生阴，即周子曰太极动而生阳，静而生阴之谓也。然不曰无极动而生阳，静而生阴，而曰太极动而生阳，静而生阴者，盖以无极专主乎理，言理无动静故也，太极兼主乎气，言气有动静故也。阴阳之分为天地者，谓阴阳流行，相生不已，积阳之清者为天，积阴之浊者为地。故周子曰：分阴分阳，两仪立焉也。未有天地气生形者，谓未有天地，惟太虚中之一气化生天地之形也。已有天地形寓气者，谓已有天地，而太虚之气即已寓于天地之形也。是以天得之以资万物之始，地得之以资万物之生也。

从形究气曰阴阳者，阴阳即理中流行之气也。即气观理曰太极者，太极即气中主宰之理也。故周子曰：阴阳一太极者，是指气之极者而言也，太极本无极者，是指理之极者而言也（图1和图2）。

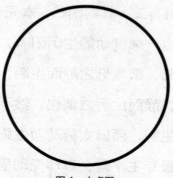

图 1　太虚图

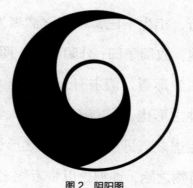

图 2　阴阳图

[编者注]

　　第一篇歌诀阐发了运气学说的哲理。对运气学说有思想意识上的指导作用，并没有太多的实际意义。只要有所了解和领会即可。

《五行质气生克制化歌》

白话讲记

[原文]

天地阴阳生五行，各一其质各一气。

质具于地气行天，五行顺布四时序。

木火土金水相生，木土水火金克制。

亢害承制制生化，生生化化万物立。

[原注]

天地既立，而阴阳即在天地之中，阳动而变，阴静而合，生五行也。天一生水，地六成之；地二生火，天七成之；天三生木，地八成之；地四生金，天九成之；天五生土，地十成之，是五行各一其质也。东方生木，木之气风；南方生火，火之气热；中央生土，土之气湿；西方生金，金之气燥；北方生水，水之气寒，是五行各一其气也。在地曰木，在天曰风；在地曰火，在天曰热；在地曰土，在天曰湿；在地曰金，在天曰燥；在地曰水，在天曰寒，是五行质具于地，气行于天也。木位东方，风气布春；火位南方，热气布夏；土位中央四维，湿气布长夏；金位西方，燥气布秋;水位北方,寒气布冬,是五气顺布四时之序也。即周子曰:阳变阴合,而生水火木金土。五气顺布,四时行焉。木生火,火生土,土生金,金生水,水复生木,是五行相生,主生养万物者也。木克土,土克水,水克火,火克金,金克木,木复克土,是五行相克,主杀害万物者也。相克则死,相制则生。木亢害土,土亢害水,水亢害火,火亢害金,金亢害木,此克其所胜者也。然我之所胜之子,即我之所不胜者也。我畏彼子出救母害,不敢妄行,承受乃制,制则生化,则各恒其德,而生化万物,无不俱也。假如木亢太过,土受害矣,是我胜其我之所胜者也。土之子金,承而制焉,则我畏我之所不胜,自然承受乃制,制则生化矣。火亢太过,金受制矣,金之子水,承而制焉。土亢太过,水受制矣,水之子木,承而制焉。金亢太过,木受制矣,木之子火,承而制焉。水亢太过,火受制矣,火之子土,承而制焉。五行皆若此也。此所以相生而不害,相制而不克也。而生生化化,万物立命之道,即在于是矣。此五行生克制化之理,不可不知者也(图3和图4)。

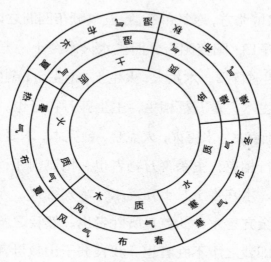

图3　五行图

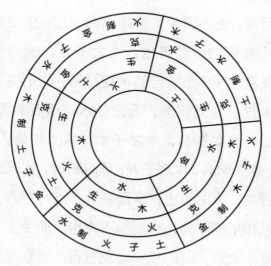

图4　五行生克制化图

[编者注]

　　这一段口诀是介绍运气学说的最基本的知识，即阴阳五行的概念。《黄帝内经》中的预测学是用阴阳五行六气生克的运转关系来实现其预测目的。如果对阴阳五行的概念理解不透，不能熟练掌握生克关系，一旦进行正式地复杂运气演算，就会感到力有不逮，难以做出正确且快速的预测。

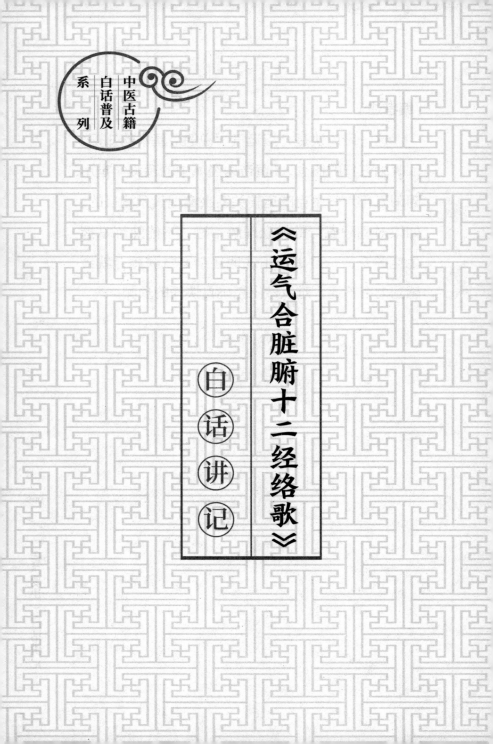

中医古籍白话普及系列

《运气合脏腑十二经络歌》

白话讲记

[原文]

医明阴阳五行理，始晓天时民病情。

五运五行五气化，六气天地阴阳生。

火分君相气热暑，为合人之脏腑经。

天干起运地支气，天五地六节制成。

[原注]

学医业者，必要明天地阴阳、五行之理，始晓天时之和不和，民之生病之情由也。人皆知五运化自五行、五质、五气也，而不知六气化自天地阴阳、六质、六气也。六质者，即经曰木、火、土、金、水、火，地之阴阳也，生、长、化、收、藏下应之也。六气者，即经曰风、暑、湿、燥、寒、火，天之阴阳也，三阴三阳上奉之也。是以在地之火分为君火、相火；在天之气分为热气、暑气，为合人之五脏六腑，包络十二经也。天干阴阳合而为五，故主五运。甲化阳土，合人之胃。己化阴土,合人之脾。乙化阴金,合人之肺。庚化阳金,合人大肠。丙化阳水，合人膀胱。辛化阴水，合人之肾。丁化阴木，合人之肝。壬化阳木，合人之胆。戊化阳火，合人小肠。癸化阴火，合人之心。相火属阳者，合人三焦。相火属阴者，合人包络。此天干合人之五脏六腑十二经也。地支阴阳合而为六，故主六气。子午主少阴君火，合人之心与小肠也。丑未主太阴湿土，合人之脾与胃也。寅申主少阳相火，合人之三焦包络也。卯酉主阳明燥金，合人之肺与大肠也。辰戌主太阳寒水，合人之膀胱与肾也。巳亥主厥阴风木，合人之肝与胆也。此地支之合人五脏六腑十二经也。天数五，而五阴、五阳，故为十干。地数六，而六阴、六阳，故为十二支。天干之五，必得地支之六以为节，地支之六，必得天干之五以为制，而后六甲成，岁气备。故一岁中运，以七十二日五位分主之，六气以六十日六步分主之也（图 5 和图 6）。

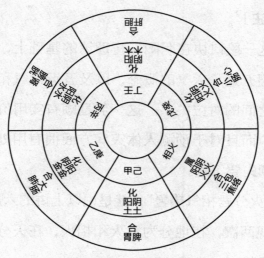

图 5　五运合脏腑十二经图

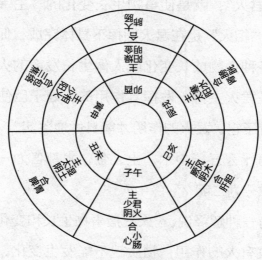

图 6　六气合脏腑十二经图

《运气要诀》白话讲记

[编者注]

这一段口诀在阴阳五行理论的基础上，进一步介绍五运、六气的概念，以及五运六气和人体脏腑之间的对应关系。这一节是颇有实用价值的介绍，而且对于预测人体灾病方面很有用处，所以必须先要了解。

"火分君相气热暑"，就是说以上讲的六质中，火出现两次，在地分为君火和相火，在天分为热气和暑气。

"君火"，就是使事物生长变化的"主宰"和动力。"相火"是在君火指挥下具体完成，促使自然界多种生物成长变化或人体生长发育的火。相火是在君火主持下发挥其作用的，处于臣使的地位。有了它，君火的作用才能具体地落实。

为什么五行中木、土、金、水都各为一，而火却独分为二呢？

有一种解释说，"火"指事物生长和变化的动力，没有火的作用，物质就不能发生变化。君火统帅着全年的变化，而从生长化收藏的物化作用来说，只有相火主长。

"为合人之脏腑经"，指六气五运与人的五脏六腑相合，包络十二经。

天干阴阳合而为五，故主五运，分别如下。

甲化阳土，合人之胃。己化阴土，合人之脾。乙化阴金，合人之肺。庚化阳金，合人大肠。丙化阳水，合人膀胱。辛化阴水，合人之肾。丁化阴木，合人之肝。壬化阳木，合人之胆。戊化阳火，合人小肠。癸化阴水，合人之心。相火属阳者，合人三焦。相火属阴者，合人包络。

地支阴阳相合，主六气，分别如下。

子午主少阴君火，合人之心与小肠。丑未主太阴湿土，合人之脾与胃。寅申主少阳相火，合人三焦包络。卯酉主阳明燥金，合人之肺与大肠。辰戌主太阳寒水，合人之膀胱与肾。巳亥主厥阴风木，合人之肝与胆。

"天五地六节制成"，指的是天干之数为五，五阴、五阳，合为十干；地支之数为六，六阴、六阳，合为十二支。两者相互节制，相配成六十甲子。

《主运歌》

[原文]

五运五行御五位，五气相生顺令行。

此是常令年不易，然有相得或逆从。

运有太过不及理，人有虚实寒热情。

天时不和万物病，民病合人脏腑生。

[原注]

主运者，主运行四时之常令也。五行者，木、火、土、金、水也。五位者，东、南、中、西、北也。五气者，风、暑、湿、燥、寒也。

木御东方风气，顺布春令，是初之运也。

火御南方暑气，顺布夏令，是二之运也。

土御中央四维湿气，顺布长夏之令，是三之运也。

金御西方燥气，顺布秋令，是四之运也。

水御北方寒气，顺布冬令，是五之运也。

此是天以五为制，分五方主之，五运五气相生，四时常令，年年相仍而不易也。然其中之气化，有相得或不相得，或从天气，或逆天气，或从天气而逆地气，或逆天气而从地气。故运有太过不及、四时不和之理，人有脏腑经络、虚实寒热不同之情，始招外邪令化而生病也。天时不和，万物皆病，而为民病者，亦必因其人脏腑不和而生也（图7）。

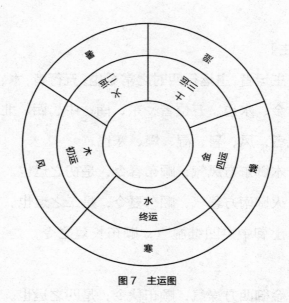

图7 主运图

[编者注]

一年三百六十五天又二十五刻，分为春、夏、长夏、秋、冬五个季节，则每个季节的时间段为七十三天零五刻，这在运气学中叫运气五步或叫五步运，第一步叫初之运，第二步叫二之运，第三步叫三之运，第四步叫四之运，第五步叫终之运。

一年中的五步运要互相交接，即第一步运从大寒节当日开始，至春分后十三日止而交与第二步运，第二步运从春分后十三日开始，至芒种后十日止而交与第三步运，第三步运从芒种后十日开始，至处暑后七日止而交与第四步运，第四步运从处暑后七日开始，至立冬后四日止而交与第五步运，第五步运从立冬后四日开始，至大寒当日止而又往下交与来年的第一步运。

主运，指每一年气候的一般常规变化，是一年中主管运行四季之中常而不变的运。

五运和五行统御东、南、中、西、北五个方位，即所谓"五运五行御五位"。

五气，是风、暑、湿、燥、寒。

"五气相生顺令行"指风暑湿燥寒五气依着相生的关系顺布于一年中的时令。

一年之中，初运为木运，木御东方风气，顺布春令；二运为火运，火御南方暑气，顺布夏令；三运为土运，土御中央四维湿气，顺布长夏之令；四运是金运，金御西方燥气，顺布秋令；五运即终运，是水运，水御北方寒气，顺布冬令。这就是一年中的常令，每年如此不变易。

五运的变化常年不易，然而其中的气候变化，有相得或不相得。或从天气，或逆天气，或从天气而逆地气，或逆天气而从地气。所以运有太过、不及、四时不调和之理，人相应也有脏腑经络、虚实寒热不同之情。天时不和，万物皆病。人体生病，也是因为人的脏腑感外邪而不和产生的疾病。运气的太过、不及的道理，在后面有专文介绍，这里就不详论了。

白话讲记

《主气歌》

[原文]

主气六位同主运，显明之右君位知。

退行一步相火治，复行一步土治之，

复行一步金气治，复行一步水治之，

复行一步木气治，复行一步君治之。

[原注]

主气者，厥阴风木，主春，初之气也；少阴君火，主夏，二之气也；少阳相火，主盛夏，三之气也；太阴湿土，主长夏，四之气也；阳明燥金，主秋，五之气也；太阳寒水，主冬，六之气也。此是地以六为节，分六位主之。六气相生，同主运五气相生，四时之常令也。显明者，正南之位，当君位也。而君火不在位治之，反退位于次，以相火代君火，司化则当知，即经云少阴不司气化之义也。正南客气，司天之位也，司天之右，天之右间位也；在主气为二之气位，是少阴君火之位，主行夏令之气也。故曰：显明之右，君火之位也。君火之右，退行一步，乃客气司天之位也；在主气为三之气位，是少阳相火之位，主行盛夏之令之气也。不曰复行，而曰退行者，以臣对君之面，承命司化，不敢背行，故曰退行一步，即复行一步也。复行一步，土气治之，乃客气天之左间位也；在主气为四之气位，是太阴湿土之位，主行长夏令之气也。复行一步，金气治之，乃客气地之右间位也；在主气为五之气位，是阳明燥金之位，主行秋令之气也。复行一步，水气治之，乃客气在泉之位也；在主气为六之气位，是太阳寒水之位，主行冬令之气也。复行一步，木气治之，乃客气地之左间位也；在主气为初之气位，是厥阴风木之位，主行春令之气也。复行一步，君火治之，即前君火之位治之也（图8）。

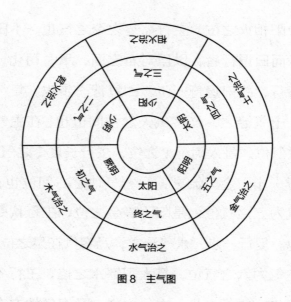

图8 主气图

[编者注]

这一段口诀介绍的是一年中主气的概念。

主气,其含义与主运相近,指的一年之中各个时节的主要气候特点,或者是气候的常规变化。由于每一年这些气候常规变化基本不变,年年如此,固定不变,所以称为主气。

一年的主气按时间顺序分为 6 个阶段,具体如下。

初之气,厥阴风木,主春;二之气,少阴君火,主夏；三之气，少阳相火，主盛夏；四之气，太阴湿土，主长夏；五之气，阴明燥金，主秋；六之气，太阳寒水，主冬，亦为终之气。

这六段气与主运一样，是年年如此，固定不变的，这就是"主气六位同主运"的含义。但主气中火被分为君火、相火。

主气的排布是把一年二十四节气（即立春、雨水、惊蛰、春分、清明、谷雨、立夏、小满、芒种、夏至、小暑、大暑、立秋、处暑、白露、秋分、寒露、霜降、立冬、小雪、大雪、冬至、小寒、大寒）分属于六气六步之中。从每年大寒日开始计算，十五天多一点为一个节气，四个节气为一段气，每一步为六十日又八十七刻半，始于厥阴风木，终于太阳寒水，六段气为一年。

厥阴风木为初之气，主由大寒后至春分前，相当于十二月中到二月中。少阴君火为二之气，主由春分后至小满前，相当于二月中到四月中。少阳相火为三之气，主由小满后至大暑前，相当于四月中到六月中。太阴湿土为四之气，主由大暑后至秋分前，相当于六月中到八月中。阳明燥金为五之气，主由秋分后至小雪前，相当于八月中到十月中。太阳寒水为终之气，主由小雪后至大寒前，相当于十月中到十二月中。一年的主气，至此而一周。凡此六气之气，计三百六十五日又二十五刻，一岁周遍，年年无异。

图8主气图已经将以上的内容包括进去，读者可以随时查阅，并且熟记心中。

"显明"指阳气逐渐明显，《素问》记载："显明之右，君火之位也"。王冰注："日出谓之显明"。

春分节以后，白昼渐渐增长，气温也开始回升，万物生长逐渐茂盛。古人又把春分至立夏这段时间称作"显明"。由于春回大地，万物开始明显地生长，这一段时间配以木气。这就是口诀中"显明之右君位知"之意。"右"字，是指图8中厥阴木位顺时针右行至少阴君火位。

"退行一步相火治"，指的是君火主时之后，右行一步便是相火主时。

由于主气与客气的运转方向相反，所以在这

里"右行"称之为"退行"。

"复行一步土治之",指少阳相火主时复向右（顺时针方向）行一步，即是太阴湿土主时。

"复行一步金气治",指太阳湿土主时再向右行一步为阳明燥金主时。

"复行一步水治之",指阴明燥金主时再向右行一步为太阳寒水主时。

"复行一步木气治",指太阳寒水主时再向右行一步为厥阴风木主时。

"复行一步君治之"指按顺时针方向右行厥阴风木之后就又回到了少阴君火主时。

以上是根据自然界中风、君火、相火、湿、燥、寒的客观存在及其在一年之中各个季节的对应关系情况，将一年分为六个阶段，亦六位六步。

以上的变化年年如此，周而复始往复循环。

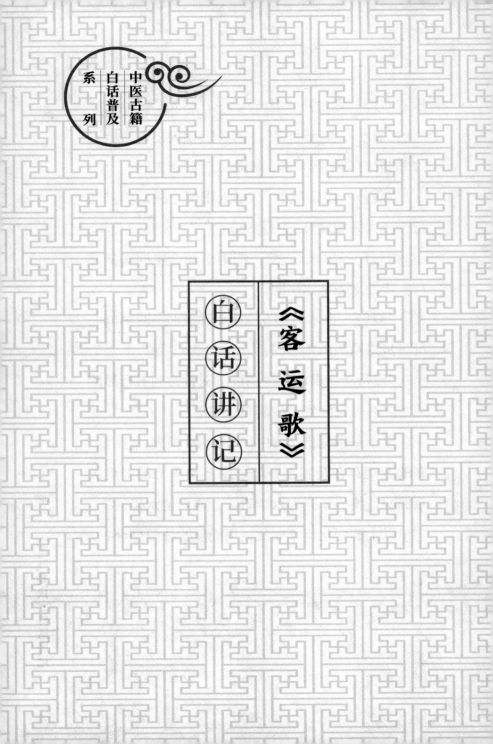

中医古籍
白话普及
系列

《客运歌》

白话讲记

五天苍丹黅玄素，天气天干合化临。

甲己化土丙辛水，丁壬化木乙庚金。

戊癸化火五客运，起以中运相生轮。

阴少乙丁己辛癸，阳太甲丙戊庚壬。

[原注]

五天者，苍天，天之色青者也；丹天，天之色赤者也；黅天，天之色黄也；玄天，天之色黑者也；素天，天之色白者也。天气者，苍天之气，木也；丹天之气，火也；黅天之气，土也；玄天之气，水也；素天之气，金也。天干者，甲、乙、丙、丁、戊、己、庚、辛、壬、癸也。古圣仰观五天五气，苍天木气下临丁壬之方，故识丁壬合化而生木运也；丹天火气下临戊癸之方，故识戊癸合化而生火运也；黅天土气下临甲己之方，故识甲己合化而生土运也；玄天水气下临丙辛之方，故识丙辛合化而生水运也；素天金气下临乙庚之方，故识乙庚合化而生金运也，此天气天干合化，加临主运五位之客运也。起以所化，统主本年中运为初运，五行相生，以次轮取。如甲己之年，土运统之，起初运。土生金为二运，金生水为三运，水生木为四运，木生火为五运。余四运皆仿土运起之。乙、丁、己、辛、癸属阴干，为五阴年，主五少不及之运。甲、丙、戊、庚、壬属阳干，为五阳年，主五太太过之运也（图9）。

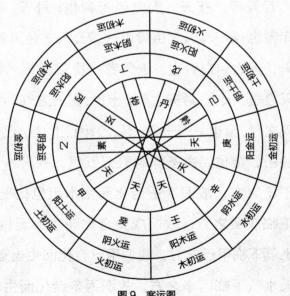

图9 客运图

[编者注]

本段口诀介绍了主运、主气之后的另一个概念"客运"。客运是加临在主运之上的一种客临的运。

主运是一年中固定不变的大气候。客运是一年中各个不同的时期中有着特殊变化的小气候。客运在十年之内，年年不同，就像来来去去的客人，所以称为客运。

客运与主运一样，也分为木运、火运、土运、金运、水运。不同阶段的客运反映了不同阶段的天气和人体的变化。比如说某一时段客运为土运，这个时段的特殊气候就与湿相关，与人体的脾脏作用密切。其余的客运可以此类推。

客运的运行程式是以当年的中运为初运，按五行相生的次序和太过、不及交替的次序，依次排出五运，每运各为七十三日零五刻。

例如乙年和庚年，中运为金运，则客运的初运为金运。金生水，故二运为水运；水生木，三运为木运；木生火，四运为火运；火生土，故终运为土运。

乙年、庚年虽然都属金运，但太过、不及不同。乙年为金运不及，故客运的初运为少商，再以五行和太少相生的规律，推算客运的二运为太羽，三运为少角，四运为太徵，终运为少宫；庚年为金运太过，故客运的初运为太商，二运为少羽，三运为太角，四运为少徵，终运为太宫。

图9中心的黅、丹、苍、玄、素的天象分别对应土、火、木、金、水五行，与天干合化有关，出自东周时期的天文星图《太始天元册》，被王冰保留在他注的《黄帝内经素问》中。因不涉及具体推算，故不作详解。

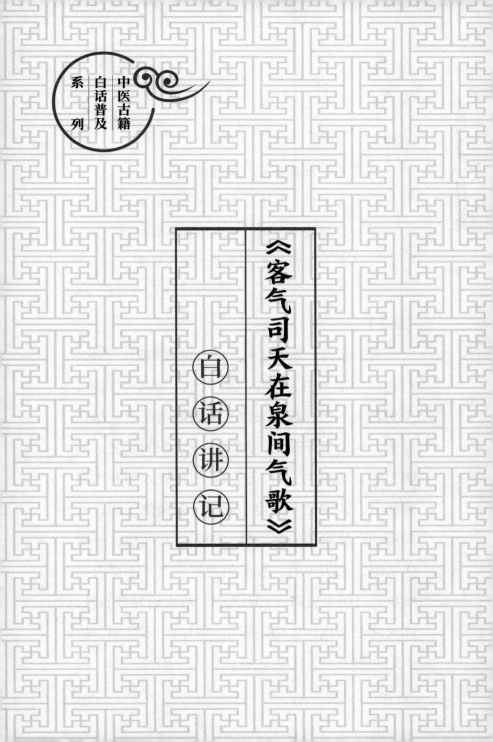

《客气司天在泉间气歌》

白话讲记

［原文］

> 子午少阴君火天，阳明燥金应在泉。
>
> 丑未太阴太阳治，寅申少阳厥阴联。
>
> 卯酉却与子午倒，辰戌巳亥亦皆然。
>
> 每岁天泉四间气，上下分统各半年。

［原注］

天干起运，地支起气。此言地之阴阳，正化、对化，加临主气，六位之客气也。如子午之岁，少阴君火治之，起司天也。阳明燥金在下，起在泉也。气由下而升上，故以在下之阳明起之，阳明二阳，二阳生三阳，三阳太阳，故太阳寒水为客初气，即地之左间也。三阳，阳极生一阴，一阴厥阴，故厥阴为客二气，即天之右间也。一阴生二阴，二阴少阴，故少阴为客三气，即司天之气也。二阴生三阴，三阴太阴，故太阴为客四气，即天之左间也。三阴阴极生一阳，一阳少阳，故少阳为客五气，即地之右间也。一阳生二阳，二阳阳明，故阳明为客六气，即在泉之气也。丑未寅申之岁，皆仿此法起之。卯酉却与子午倒换，辰戌却与丑未倒换，巳亥却与寅申倒换。谓卯酉之岁，阳明燥金司天，少阴君火在泉；辰戌之岁，太阳寒水司天，太阴湿土在泉；巳亥之岁，厥阴风木司天，少阳相火在泉；彼此倒换也。每岁司天、在泉、左右四间气者，即六气分统上下，本年司天统主上半年，在泉统主下半年之统气也（图10）。

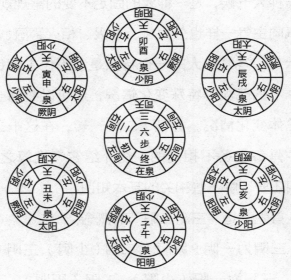

图 10　客气司天在泉间气图

《运气要诀》白话讲记

[编者注]

在介绍了客运之后，接着介绍客气、司天、在泉、四间气的概念。

客气的概念与客运的概念有某些相似之处。客气是指各年气候上的异常变化。客气的运转年年转移，好像是作客之人一样，有去有来，所以称为客气。

我们已经介绍过主气分为风、相火、君火、湿、燥、寒六气。主气主管每年中各个阶段的季节气候，是一种大气候，是一种大的固定不变的常规规律。客气同主气一样也分为风、君火、相火、湿、燥、寒六气。客气最大的一个特点是它不仅主管每一个季节的气候等特殊变化情况，还可以概括全年的总体变化情况。客气十二年一转，在这十二年之中是每年各不相同的。在介绍客气推算之前，我们还要了解一些相关的基本知识。

首先，是"三阴三阳"的概念。

三阴为一阴（厥阴）、二阴（少阴）、三阴（太阴），三阳为一阳（少阳）、二阳（阳明）、三阳

（太阳）。

其中一、二、三作为阴阳变化阶段的顺序。

厥阴是阴气含量最少的初级阶段，少阴的阴气为第二，太阴阴气最盛。少阳的阳气含量为最少，为阳之初，阳明的阳气居中，太阳为阳气发展到顶点，阳气最盛的阶段。

以地支与上面三阴三阳相配合，产生如下的演算基本公式，这个公式是必须熟记的，这种配合恒常不变的。

子午少阴君火，寅申少阳相火，丑未太阴湿土，卯酉阳明燥金，巳亥厥阴风木，辰戌太阳寒水。

司天、在泉、左右间气是运气学说专用术语，也是客气六步的特定名称。司天之气在上，主宰上半年的气象活动与变化，方位在南方；在泉之气在下，主宰下半年的气象活动与变化，方位在北方；间隔于司天和在泉之间的叫间气，位于司天左侧的气叫司天左间气，位于司天右侧的气叫司天右间气，位于在泉左间的气叫在泉左间气，位于在泉右间的气叫在泉右间气（图10）。

司天与在泉是相对应的，司天左间与在泉左间、司天右间与在泉右间也是两两相对的。这种排列方式一定不变，各年皆同。

司天在泉的阴阳，在它们阴阳的多少或阶段上也是一一对应。例如，如果司天之气是一阴（厥阴），在泉之气就必定是一阳（少阳）；如果司天之气是二阴（少阴），那么在泉之气必定是二阳（阳明）；如果司天之气是三阴（太阴），那么在泉之气必定是三阳（太阳）。反之也是一样，如果司天之气是一阳（少阳），那么在泉之气就一定是一阴（厥阴）；如果司天之气是二阳（阳明），那么在泉之气就一定是二阴（少阴）；如果司天之气是三阳（太阳），那么在泉之气就一定是三阴（太阴）。

司天之气和在泉之气如果确定下来了，那么司天之气和在泉之气的左右二间气根据三阴三阳的相生关系也可以确定下来。

现在来看歌诀。

"子午少阴君火天"，讲的是凡干支的地支是子午的年份，其司天之气就是少阴君火。

前面已经介绍了地支配三阴三阳的情况是恒常不变的公式，所以子午之岁，配以少阴，必定配以君火。

"阳明燥金应在泉"，讲的是承上句子午之岁少阴君火司天，那么就必定是阳明燥金为这一年的在泉之气。

因为司天之气和在泉之气一上一下相对而设，阴阳相配，所以知道了司天之气，就可以顺推在泉之气。

少阴（二阴）的相对为阳明（二阳），所以少阴司天时，阳明就必定为在泉之气。

阳明与地支相配的公式是阳明配燥金，所以在泉之气为阳明燥金。我们知道了子午之岁的司天之气和在泉之气，就可以顺推出其左右二间气。

请读者对照图 10 客气司天在泉间气图。这是一个简单明了的图示，根据这个图我们可以方便地查出任何一年中六步客气的加临的情况。

我们先来看图 10 中最正中的那个圆形示意图。

正中的圆形示意图中最内层的位置上写有"六步"两个字。

这个图标明了一年中六步客气所应占的位置和次序。我们可以看到司天之气恒常不变地处于六步中三之气的位置，在泉之气处在与司天之气相对应的终之气的位置上。

同样，我们可以看到司天之气的右间气处在二之气的位置，左间气处在四之气的位置。

在泉之气的右间气处在五之气的位置，左间气处在初之气的位置。

现在我们再来看图 10，正下方的那个圆形示意图。

圆形图内层写着"子午"两个字，代表凡是六十甲子的天干地支的地支上带有子午的年份。

这样的年份有 10 年，排列如下。

壬子、壬午，戊子、戊午，甲子、甲午，庚子、庚午，丙子、丙午。

从子午之岁的示意图中，可以看出这 10 年都是少阴司天，阳明在泉。

阳明为二阳，二阳生三阳，三阳即是太阳，所以太阳寒水为客气的初气，也就是在泉之气的左间气。

读者请注意图中是简示，只写了三阴和三阳，读者应该按照地支配三阴三阳六气的公式把后面的内容加进去。

如看见少阴，就是少阴君火；看见少阳，就是少阳相火；看见太阴，就是太阴湿土等。

现在我们再介绍子午之岁的客气六步的运转情况。初之气为太阳寒水，太阳为三阳，为阳之极端，极而生变，三阳生一阴，即是厥阴，客气的二之气就是厥阴风木，也就是司天之气的右间气。

一阴生二阴，二阴少阴，所以三之气就是少阴君火，也就是司天之气。

二阴生三阴，三阴太阴，所以客气的四之气就是太阴湿土，也就是司天之气的左间气。

三阴太阴，为阴气之极点，阴极而生变，三阴生一阳，一阳即少阳，所以客气的五之气为少阳相火，也就是在泉之气的右间气。

一阳生二阳，二阳阳明，所以阳明为客气的终之气，也就是在泉之气为阳明燥金。

按照对子午之岁的分析，我们可以逐一推算出其余各年的客气六步司天在泉四间气的情况。

口诀中"丑未太阴太阳治"，即是指前面讲解的丑未之岁，太阴湿土为司天之气，太阳寒水为在泉之气。

"寅申少阳厥阴联"，即是指寅申之岁，少阳相火司天，厥阴风木在泉。

"卯酉却与子午倒"，指卯酉之岁的司天在泉的情况与子午之岁的司天在泉的情况恰好相互倒换。

"辰戌巳亥亦皆然"，指的是辰戌与丑未的情况正好也相反，巳亥与寅申相反，司天在泉对换了位置。

运气学说是以常测变，客气正是反映了特殊的变化规律。在进行运气的推算和预测时，用客气加临到主气上去，可以说明很多问题。

如果当年司天、在泉、四间气中所表现出来的特殊变化与这一年气候的基本一般变化规律相差不大，那么这一年运气变化情况就较为平和，问题不大。

例如太阴湿土司天之年，按照上面的推算方法，应该是太阳在泉，司天之左间气为少阳，右间气为少阴，在泉之左间气为厥阴，右间气为阳明。排列客气六步顺序应为初之气为厥阴风木，二之气为少阴君火，三之气为太阴湿土，四之气为少阳相火，五之气为阳明燥金，终之气为太阳寒水。

对照主气的情况：初之气厥阴风木，二之气少阴君火，三之气少阳相火，四之气太阴湿土，五之气阳明燥金，终之气太阳寒水。

主气的客气加临基本一致，变化不会太大，运气上没有大的问题。

如果情况相反，主气客气之出入太大，甚至完全相反，那么变化就激烈了，影响很大。

例如厥阴风木司天之年，按上述推算方法，厥阴司天，则少阳在泉，司天左间为少阴君火，右间为太阳寒水。在泉左间为阳明燥金，右间为太阴湿土。

加之排列则厥阴风木司天的顺序为初之气阳明燥金，二之气为太阳寒水，三之气为厥阴风木，四之气为少阴君火，五之气为太阴湿土，终之气为少阳相火。

与上面所列主气六步相临，步步相克不利，必然在运气上变化激烈。应冷不冷，应热不热，应燥不燥，应湿不湿，这样的情况必然会产生较大的影响。

关于具体如何预测，后面我们还要介绍。

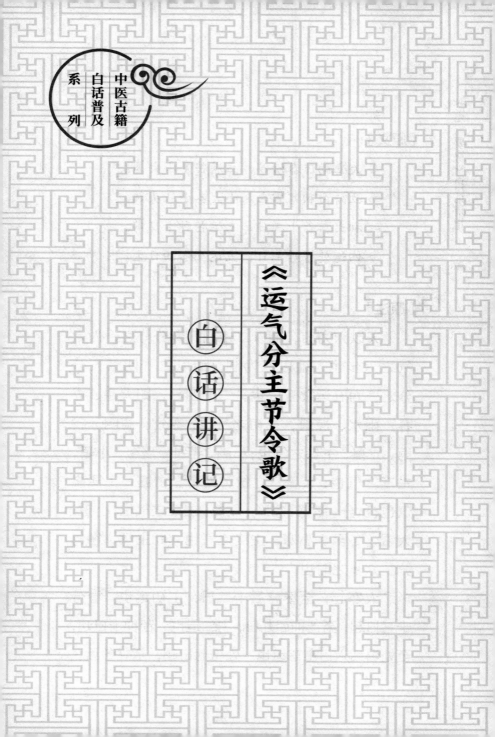

中医古籍
白话普及
系列

《运气分主节令歌》

白话讲记

[原文]

大立雨惊春清谷，立满芒夏小大暑。

立处白秋寒霜立，小大冬小从头数。

初大二春十三日，三运芒种十日甫。

四运处暑后七日，五运立冬四日主。

[原注]

天以六为节，谓以二十四气六分分之，为六气之六步也。地以五为制，谓以二十四气五分分之，为五运之五位也。二十四气，即大寒、立春、雨水、惊蛰，主初之气也；春分、清明、谷雨、立夏，主二之气也；小满、芒种、夏至、小暑，主三之气也；大暑、立秋、处暑、白露，主四之气也；秋分、寒露、霜降、立冬，主五之气也；小雪、大雪、冬至、小寒，主终之气也。此主气、客气分主六步之时也。

大寒起，至春分后十二日，主初运也。春分十三日起，至芒种后九日，主二运也。芒种十日起，至处暑后六日主三运也。处暑七日起，至立冬后三日，主四运也。立冬四日起，至小寒末日，主五运也。此主运客运分主五位之时也（图 11 和图 12）。

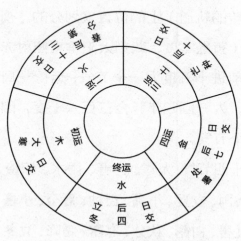

图 11　五运节令图

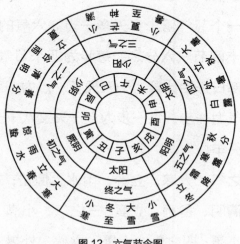

图 12　六气节令图

[编者注]

二十四节气是根据太阳在黄道（即地球绕太阳公转的轨道）上的位置来划分的。视太阳从春分点（黄经零度，此刻太阳垂直照射赤道）出发，每前进十五度为一个节气；运行一周又回到春分点，为一回归年，合三百六十度，因此分为二十四个节气。

二十四节气：大寒、立春、雨水、惊蛰、春分、清明、谷雨、立夏、小满、芒种、夏至、小暑、大暑、立秋、处暑、白露、秋分、寒露、霜降、立冬、小雪、大雪、冬至、小寒。

每一个节气管十五天多一点。六气的六步正好以二十四节气六分之，每步为四个节气。从每年的大寒日开始计算，十五天多一点为一个节气，四个节气为一步，每一步为六十天又八十七刻半，六步为一年。

初之气，大寒、立春、雨水、惊蛰；二之气，春分、清明、谷雨、立夏；三之气，小满、芒种、夏至、小暑；四之气，大暑、立秋、处暑、白露；

五之气，秋分、寒露、霜降、立冬；终之气，小雪、大雪、冬至、小寒。

主运分五步，分司一年中五个运季，每步所主的时间亦即每个运季一步所占的时间为七十三日零五刻。

主运五步的推算也同样从大寒日开始。一般来说，木运起于大寒日，此为初之运；火运起于春分后十三日，此为二之运；土运起于芒种后十日，此为三之运；金运起于处暑后七日，此为四之运；水运起于立冬后四日，此为终之运。

但是从交司的时间上来说，各年可能小有出入。

现将各年主运交司时刻简介如下。

1. 子、辰、申年

初运：大寒日寅初初刻起。二运：春分后十三日寅正一刻起。三运：芒种后十日卯初二刻起。四运：处暑后七日卯正三刻起。终运：立冬后四日辰初四刻起。

2. 丑、巳、酉年

初运：大寒日巳初初刻起。二运：春分后十三日巳正一刻起。三运：芒种后十日午初二刻起。四运：处暑后七日午正三刻起。终运：立冬后四日未初四刻起。

3. 寅、午、戌年

初运：大寒日申初初刻起。二运：春分后十三日申正一刻起。三运：芒种后十日酉初二刻起。四运：处暑后七日酉正三刻起。终运：立冬后四日戌初四刻起。

4. 卯、未、亥年

初运：大寒日亥初初刻起。二运：春分后十三日亥正一刻起。三运：芒种后十日子初二刻起。四运：处暑后七日子正三刻起。终运：立冬后四日丑初四刻起。

在图 12 中，内圈一层是十二地支。其中，正月属寅，二月属卯，三月属辰，四月属巳，五月属午，六月属未，七月属申，八月属酉，九月属戌，十月属亥，冬月属子，腊月属丑。

《五音主客太少相生歌》

白话讲记

主运角徵宫商羽，五音太少中运取。

如逢太徵太商年，必是少角少宫羽。

若逢太角宫羽年，必是少商与少徵。

以客取主太少生，以主定客重角羽。

[原注]

主运之音，必始角而终羽者，乃五音分主四时，顺布之常序也。然阳年为太，阴年为少者，是五音四时太过不及之变化也。如逢戊年太徵、庚年太商之年，则主运初运，必是少角，二运则是太徵，三运必是少宫，四运则是太商，终运必是少羽也。若逢壬年太角，甲年太宫，丙年太羽之年，则主运初运则是太角，二运必是少徵，三运则是太宫，四运必是少商，终运则是太羽也。故曰太少皆以中运取，此是以客之中运取主之五运，太少相生之义也。又以主之太少，定客之五运太少，相重之法，以发明相加相临，太过不及之理也（图13）。

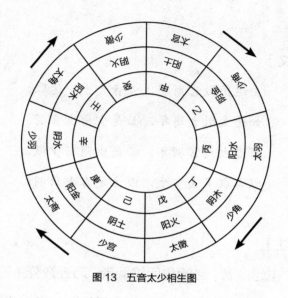

图13　五音太少相生图

［编者注］

宫、商、角、徵、羽，是中国古代音乐中用来记谱的五音。其中，宫为低音，商为次低音，角为中音，徵为次高音，羽为最高音。

古人用五音建运，五音相应于五运。宫相当于土运，商相当于金运，角相当于木运，徵相当于火运，羽相当于水运。

"五音太少中运取"指五音五运太过或不及的变化由中运的太过或不及来确定。

我们提到过，中运，即是一年中的值年大运。中运的推算已经介绍过了，而中运就是客运中的初运。

从一甲子六十编年的天干来看，甲己化土运，乙庚化金运，丙辛化水运，丁壬化木运，戊癸化火运。

五音的太（太过）少（不及）变化从中运的太少变化来确定。例如逢戊年和庚年之时，戊年化火运太过，庚年化金运太过。从五音上来说，戊年就为太徵之年，庚年为太商之年。

戊年份中，五运应为初运少角，木运不及；二运太徵，火运太过；三运少宫，土运不及；四运太商，金运太过；终运少羽，水运不及。

这就是口诀中"如逢太徵太商年，必是少角少宫羽"。

同样的道理，如果逢上天干上是壬、甲、丙的年份，它们相应的中运是壬年木运太过，太角；甲年土运太过，太宫；丙年水运太过，太羽。

五音建五运的一个重要环节是五音太少相生。十天干中有阴有阳，阳干甲、丙、戊、庚、壬为气过盛，称之为太；阴干乙、丁、己、辛、癸为气不足，称之为少。由于五音中的每一音都有一个阴干一个阳干，所以每一音就都存在太过和不及的区别。如宫音为甲、己，则甲为太宫而己为少宫；商音为乙、庚，则乙为少商而庚为太商；角音为丁、壬，则丁为少角而壬为太角；徵音为戊、癸，则戊为太徵而癸为少徵；羽音为丙、辛，则丙为太羽而辛为少羽。五音按照五行阴阳相生次序相生，就叫太少相生。

太少相生包括两个含义，一是依五行之木生火、火生土、土生金、金生水、水生木的次序相循而生；二是按阴生阳、阳生阴，也就是太生少、少生太的方式相循而生。太少相生既用于纪大（中）运，也用于纪主运和客运，这样，就可以分析出逐年各季运气的变化情况了。

图 13 的内圈列有十天干，既代表年份，也代表十日；天干外一圈是天干所化之运及各运之阴阳属性；最外之一圈，是五音太少之名称。从图示可见，无论从十干的哪一干起，只要顺时针旋

转，都是阴与阳相接，太与少相递。比如从甲起，甲所化为阳土太宫，从此向右，则阳土太宫生乙所化的阴金少商，阴金少商生丙所化的阳水太羽，阳水太羽生丁所化的阴木少角……依序再次循环，无论大运、主运、客运都是如此。

把五音按照天干的阴阳属性分为太少，并从主岁年干本身根据五行相生次序往上倒推至"角"，看其是太角是少角而起初运。

举例推列如下。

甲年是阳土，运属太宫，按上述方法倒推至角，则生太宫者为少徵，生少徵者为太角，则六甲年初之运便起于太角，二之运为太角所生之少徵，三之运为少徵所生之太宫，四之运为太宫所生之少商，终之运为少商所生之太羽。

己年是阴土，运属少宫，生少宫者为太徵，生太徵者为少角，则六己年的初之运便起于少角，二之运为少角所生之太徵，三之运为太徵所生之少宫，四之运为少宫所生之太商，终之运为太商所生之少羽。

《五运齐化兼化六气正化对化歌》

白话讲记

[原文]

运过胜己畏齐化，不及乘衰胜己兼。

太过被克不及助，皆为正化是平年。

气寅午未酉戌亥，正司化令有余看。

子丑卯辰巳申岁，对司化令不足言。

[原注]

五运之中运，统主一年之运也。中运太过则旺，胜己者则畏其盛，反齐其化矣。如太宫土运，反齐木化；太角木运，反齐金化；太商金运，反齐火化；太徵火运，反齐水化；太羽水运，反齐土化也。即经所谓畏其旺，反同其化，薄其所不胜也。中运不及则弱，胜己者，则乘其衰，来兼其化矣。如少宫土运，木来兼化；少角木运，金来兼化；少商金运，火来兼化；少徵火运，水来兼化；少羽水运，土来兼化；即经所谓乘其弱，来同其化，所不胜薄之也。中运戊辰阳年，火运太过，遇寒水司天，则为太过被制；中运乙卯阴年，金运不及，遇燥金司天，则为同气；中运辛卯阴年，水运不及，则为相生；俱为不及得助。凡遇此类，皆为正化平和之年也。气者，六气之客气，统一岁之司化之气也。如厥阴司巳亥，以厥阴属木，木生于亥，故正化于亥，对化于巳也。少阴司子午，以少阴为君火，当正南离位，故正化于午，对化于子也。太阴司丑未，以太阴属土居中，旺于西南未宫，故正化于未，对化于丑也。少阳司寅申，以少阳属相火，位卑于君火，火生于寅，故正化于寅，对化于申也。阳明司卯酉，以阳明属金，酉为西方金位，故正化于酉，对化于卯也。太阳司辰戌，以太阳为水，辰戌属土，然水行土中，而戌居西北，属水渐王之乡，是以洪范五行，以戌属水，故正化于戌，对化于辰也。是以寅、午、未、酉、戌、亥为正化，正化者，令之实，主有余也。子、丑、卯、辰、巳、申为对化。对化者，令之虚，主不足也（图14和图15）。

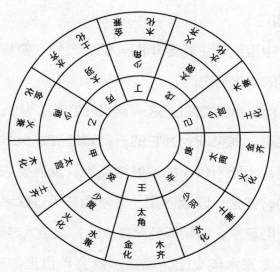

图 14　五运齐化兼化图

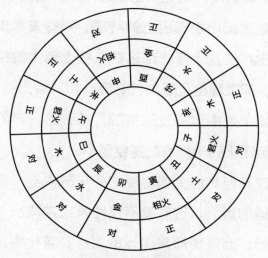

图 15　六气正化对化图

《运气要诀》白话讲记

[编者注]

中运统领主管全年的天候、气候、物候、病候等的变化情况。

中运太过之时，这一运兴旺亢盛。从五行生克上讲，本来能克制它的五行属性变成畏惧它的强盛，因而不仅不能很好地克制，反而要表现出示弱，被这一旺运齐化。这就是"运过胜己畏齐化"的意思。如某年是太宫土运，土运太过旺盛，那么本来木能克土，现在木就会畏惧土的亢盛，不仅不能表现出木克土的克制作用，反而被齐化，在气候上反而表现出土的特质。如春天本来是木气所主，现在土旺，那么在气候上风木的特点不显著，却表现出土旺湿气的特点。

如果是中运不及的情况，那么这一年的统管的中运比平时一般情况还要弱小。

在五行属性上能胜过这一年的中运，即能克制中运的运气，这时就不仅能像正常情况下克制住中运，而且要欺乘中运的弱小，兼化中运，使中运不能很好地表现出自己的特点，反而表现出欺乘它的那种运气的特点。

这就是"不及乘衰胜己兼"的意思。举例来说，若少宫土运之年，木来兼化，这一年可能有时不仅上运的特点表现不出来，反而使木的特点表现出来。

"太过被克不及助，皆为正化是平年"讲的是一年的中运如果出现太过之运被克制，或者中运不及之年得助的两种情况，都属于正化，是平气之年。

平气之年，指的是这一年的运气变化比较平和，没有太大的变化，既不是太过分，也不是太弱小不及。

某一年是否平气之年，这一般是根据这年中运的太过或不及与同一年的司天之气及干支属性之间的相互关系来确定的。

这里提到的运太过而受抑制和运不及而得助两种情况，都是平气之年。

所谓运太过而受抑制，指的是凡属于中运太过的年份，如果同一年的司天之气在五行属土与中运是一种相克制的关系，能够克制住这一年中运的五行属性，那么这种情况就称为运太过而受抑制，表现出来这一年的太过的特点就不显著，为平气之平。

例如中运戊辰阳年，中运是火运太过，而我们可以算出这一年的司天之气是太阳寒水，水克火，司天克中运，这就是运太过而受抑的例子之一，这一年为平气之气，气候变化不大。

在甲子六十年之中，逢运太过而被抑而得到平气的年份有以下的六年：戊辰、戊戌、庚子、庚午、庚寅、庚申。

所谓运不及而得助，指的是凡是属岁运不及的年份，如果同一年的司天之气在五行属性上与之相同，或年支属性与之相同，或者其司天之气的五行属性为岁运属性之母，有相生的关系，这些情况都可以构成运不及而得助，成为平气之年。

例如乙酉年，其年干为乙，乙庚化金，这一年是金运之年，乙为阴，故不及，这一年为金运不及之年。而乙酉年的年支是酉，卯酉阳明燥金司天，所以乙酉年的司天之气的五行属性也是金。在这种情况下，金运不及之年而同年的司天之气为金，中运的金运不及受到司天金气的帮助而得到纠正，所以乙酉年是平气之年。

古人认为气候的变化规律，其运行方向总是向它的相对方向运行，循环运转，动而不停止。因此，寅位虽然在东方属木，但是它却必然要向西方属金的方位申位转化，而午位属南方火位，也要向北方水位的方位转化，这种现象后世称为"正对化"。

简单地说，正化就是指产生六气本气的一方，对化就是指其对面受作用或相互影响的一方。

为什么出现图 15 中的那种正化和对化的情况呢？

由于午的位置在正南方，南方是火位，所以君火生于午，也就是正化于午，而午的对面是子的一方，所以对化于子，子午均属于少阴君火。

未的位置在西南方，同时未的月份上属于长夏，土旺于长夏，所以土正化于未。未的对面一方是丑，所以对化于丑，丑未都属于太阴湿土。

"气寅午未酉戌亥"就是指寅、午、未、酉、戌、亥皆为正化一方。

"子丑卯辰巳申岁"就是子、丑、卯、辰、巳、申皆为对化一方。正化，是节令之实在，主有余。对化，是节令之虚弱，主不足。

也就是说当某一年的年支属气之正化时，这一年的正化之气就会在气候、天候、物候、病候等方面比较充分地体现出来。而当另一年年支属气之对化时，这一年的对化之气的特点不显著。

例如，年支为亥，司天之气为厥阴风木，但由于木正化于亥，所以这一年木气应该有余，表现显著。年支为巳，虽司天之气仍为厥阴风木，但木对化于巳，主不足，所以这一年木气特点可能不那么强烈或显著。

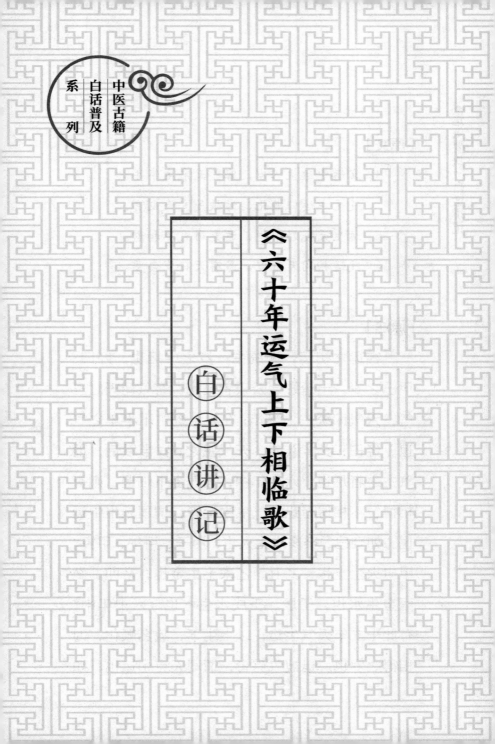

中医古籍
白话普及
系列

《六十年运气上下相临歌》

白话讲记

[原文]

　　客运中运主一岁，客气天泉主半年。

　　气生中运曰顺化，运被气克天刑言。

　　运生天气乃小逆，运克司天不和愆。

　　气运相同天符岁，另有天符岁会参。

[原注]

　　客运之初运，即统主一岁之中运也。经曰：甲己之岁，土运统之云云者是也。客气司天之三气，六气即统主上半年；在泉，统主下半年之气也。经曰：岁半以前，天气主之；岁半以后，地气主之者是也。六十年中，运气上下临遇，则有相得、不相得者也。气生中运者，谓司天生中运也。如癸巳、癸亥木生火也，甲子、甲午、甲寅、甲申火生土也，乙丑、乙未土生金也，辛卯、辛酉金生水也，壬辰、壬戌水生木也。六十年中，有此十二年天气生运，以上生下，故名顺化，为相得之岁也。运被气克者，谓司天克中运也。如己巳、己亥木克土也，辛丑、辛未土克水也，戊辰、戊戌水克火也，庚子、庚午、庚寅、庚申火克金也，丁卯、丁酉金克木也。六十年中，有此十二年天气克运，以上克下，故名天刑，为不相得之岁也。运生天气者，谓中运生司天也。如癸丑、癸未火生土也，壬子、壬午、壬寅、壬申木生火也，辛巳、辛亥水生木也，庚辰、庚戌金生水也，己卯、己酉土生金也。六十年中有此十二年，运生天气，以下生上，虽曰相生，然子居母上，故为小逆而主微病也。运克司天者，谓中运克司天也。如乙巳、乙亥金克木也，丙子、丙午、丙寅、丙申水克火也，丁丑、丁未木克土也，癸卯、癸酉火克金也，甲辰、甲戌土克水也。六十年中有此十二年运克天气，以下克上，故名不和，亦为不相得而主病甚也。

气运相同者，如运气皆木，丁巳、丁亥；运气皆火，戊子、戊午、戊寅、戊申；运气皆土，己丑、己未；运气皆金，乙卯、乙酉；运气皆水，丙辰、丙戌。六十年中有此十二年运气相同，皆天符也。

虽曰同气,不无偏胜亢害焉（图16）。其太乙天符,
岁会等年，另详在后。

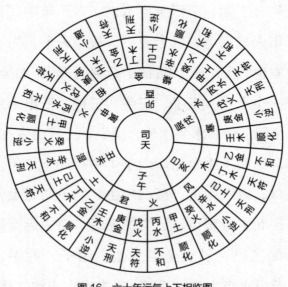

图16　六十年运气上下相临图

[编者注]

这一节主要介绍运和气间产生的各种关系，
包括顺化、天刑、小逆、不和以及天符岁会等概念，
这些都是运气推算的主要判断。

运和气并不是各司其职，两者相临时共同产
生影响。客运的初运，即是主年变化的中运。这

在前面都介绍了，即甲己之年为土运，乙庚之年为金运，丙辛之年为水运，丁壬之年为木运，戊癸之年为火运。客气中的三之气是司天之气，主管上半年的变化情况。客气中的六之气也就是终之气，为在泉之气，主管下半年变化，这也在"客气司天在泉间气歌"中作了详细的介绍。这就是"客运中运主一岁，客气天泉主半年"的确切含义。

"气生中运曰顺化"指的是由当年的天干推算出来中运，和由地支推算出来的司天之气，如果在二者的五行属性上，有着司天之气生中运的关系就叫"顺化"。

这种情况是气盛运衰。例如癸巳、癸亥两年，从年干上看，戊癸化火。这两年的中运是火。而从干支上看，巳亥厥阴风木，这两年的司天之气是木。从五行上说，木生火，司天之气生中运，所以这两年就是"顺化"。气生运，以上生下，故名为顺化，为相得之年，天候、气候、病候、物候变化较为平和，不太激烈。

一甲子中，有十二年为"顺化"年，即甲子、甲午、甲寅、甲申、乙丑、乙未、辛卯、辛酉、壬辰、壬戌、癸巳、癸亥。

"运被气克天刑言",指的是在五行属性上,当年的中运被司天之气所克,这种情况就叫"天刑"。

这种情况是气盛运衰。例如己巳、己亥两年,其年干都是己,甲己化土;而年支为巳、亥,巳亥厥阴风木。由于木克土,这两年就是"天刑"之年。气克运,以上克下,故名"天刑",为不相得之岁,天候、气候、物候、病候变化最为强烈,极不稳定。

一甲子中,有十二年为"天刑"年,即丁卯、丁酉、戊辰、戊戌、己巳、己亥、庚子、庚午、庚寅、庚申、辛丑、辛未。

"运生天气乃小逆",在五行属性上,当年的中运生司天之气,这样的年份称为"小逆"。运生气,虽是相生,但以下生上,称之为"小逆",主微病,变化程度介于"顺化"和"天刑"之间。

一甲子中,有十二年为"小逆"年,即己卯、己酉、庚辰、庚戌、辛巳、辛亥、壬子、壬午、壬寅、壬申、癸丑、癸未。

"运克司天不和慾"，指的是当年中运的五行属性克制司天之气的五行属性，这样的年份就叫"不和"之年。运克天气，以下克上，故名"不和"。其天候、气候、物候、病候变化程度在顺化之年和天刑之年之间。

一甲子中，有十二年为"不和"年，即甲辰、甲戌、乙巳、乙亥、丙子、丙午、丙寅、丙申、丁丑、丁未、癸卯、癸酉。

"气运相同天符岁"，指的是当年的司天之气和中运在五行属性上相同，这样的年份就叫"天符"之年。

一甲子中，有十二年为"天符"年，即乙卯、乙酉、丙辰、丙戌、丁巳、丁亥、戊子、戊午、戊寅、戊申、己丑、己未。

图 16 将上述顺化、天刑、小逆、不和、天符五种情况集中归纳，方便查阅。

《起主客定位指掌歌》

白话讲记

[原文]

掌中指上定司天，中指根纹定在泉。

顺进食指初二位，四指四五位推传。

司天即是三气位，在泉六气位当然。

主以木火土金水，客以阴阳一二三。

[原注]

左手仰掌，以中指上头定司天之位，中指根纹定在泉之位。顺进食指三节纹，定初之气位，头节纹定二之气位。中指上头定三之气位，即司天之位也。第四指头节纹定四之气位，二节纹定五之气位。中指根纹定六之气位，即在泉之位也。主气以木火土金水者，五气顺布之五位也。故初之气，厥阴风木；二之气，少阴君火；三之气，少阳相火；四之气，太阴湿土；五之气，阳明燥金；六之气，太阳寒水。是木生火，火生土，土生金，金生水，水复生木，顺布相生之序，一定不易者也。客气以一二三名之者，三阴三阳六气加临也。故

厥阴为一阴，少阴为二阴，太阴为三阴，少阳为
一阳，阳明为二阳，太阳为三阳。是一生二，二生
三，三复生一，阴极生阳，阳极生阴，六步升降
之次每岁排取也。以此定位，主气客气，了然
在握矣（图 17）。

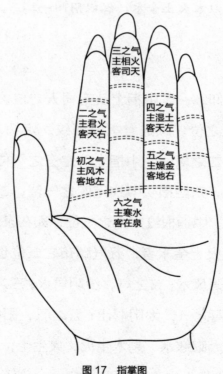

三之气
主相火
客司天

二之气　　　四之气
主君火　　　主湿土
客天右　　　客天左

初之气　　　五之气
主风木　　　主燥金
客地左　　　客地右

六之气
主寒水
客在泉

图 17　指掌图

[编者注]

这一段口诀有关主气、客气、司天、在泉、四间气的理论都已详细介绍过了。这一段的主要目的是加深理解，便于记忆和推算。

左手仰掌，中指上端第一指节定为司天之位，中指根部即第三指节之下定为在泉之位，食指最下端一指节定为初之气位，食指中间一节定为二之气位，第四指即无名指之中间一节定为四之气位，第四指最下一指节定五之气位（图17）。

从初之气位看"初之气，主风木，客地左"。初之气为风木之气，"客地左"指在泉左间气。其余依此类推。

每年的主气如此不变，而客气的推算用"三阴三阳"方法。

三阴三阳：厥阴（一阴）、少阴（二阴）、太阴（三阴）、少阳（一阳）、阳明（二阳）、太阳（三阳）。

三阴三阳的相生次序：一生二，二生三，三复又生一；阴之极生阳，阳之极生阴。

客气的六步运转就是这样三阴三阳依次相生的。六步客气的推算方法是先根据某一年的地支确定司天之气和在泉之气，再根据一阴生二阴、二阴生三阴、三阴生一阳、一阳生二阳、二阳生三阳、三阳复又生阴的往复关系排出四间气来。

地支为巳亥之年的六步客气的推算方法如下。

由巳亥厥阴风木推得司天之气为厥阴风木。

在泉之气与司天之气相对，一对一、二对二、三对三，所以在泉之气为一阳（少阳相火）。

在泉左间气，由在泉一阳生二阳，应为阳明燥金，为初之气。

司天右间气，由初之气二阳生三阳，为太阳寒水，为二之气。

二之气生三之气，三阳生一阴，又回到三之气司天之气厥阴风木。

三之气生四之气，一阴生二阴，为少阴君火。四之气生五之气，为二阴生三阴，为太阴湿土。

五之气生终之气，回到在泉之气，三阴生一阳，为少阳相火。

如此，任何一年主气、客气就了然掌中。

《天符太乙天符岁会同天符同岁会歌》

白话讲记

[原文]

天符中运同天气，岁会本运临本支。

四正四维皆岁会，太乙天符符会俱。

同天符与同岁会，泉同中运即同司。

阴岁名曰同岁会，阳年同天符所知。

[原注]

天符者，谓中运与司天之气同一气也。如木运木司天，丁巳、丁亥也；火运火司天，戊子、戊午、戊寅、戊申也；土运土司天，己丑、己未也；金运金司天，乙卯、乙酉也；水运水司天，丙辰、丙戌也，共十二年。岁会者，谓本运临本支之位也。如木运临卯，丁卯年也；火运临午，戊午年也；金运临酉，乙酉年也；水运临子，丙子年也，此是四正。土运临四季，甲辰、甲戌、己丑、己未也，此是四维，共八年。太乙天符者，谓天符之年，又是岁会，是天气、运气、岁支三者俱会也。如己丑、己未，中运之土，与司天土同气，又土运临丑未也。乙酉中运之金，与司天金同气，又金运临酉也。戊午中运之火，与司天火同气，又火运临午也。共四年。同天符、同岁会者，谓在泉之气，与中运之气，同一气也。以阳年名曰同天符，如木运木在泉，壬寅、壬申也；土运土在泉，甲辰、甲戌也；金运金在泉，庚子、庚午也。以阴年名曰同岁会，如水运水在泉，辛丑、辛未也；火运火在泉，癸卯、癸酉、癸巳、癸亥也，共十二年。此气运符会之不同，人不可不知也。上天符十二年，太乙天符四年，岁会八年，同天符六年，同岁会六年。然太乙天符四年，已同在天符十二年中矣。岁会八年，亦有四年同在天符中矣。合而言之，六十年中只得二十八年也（图18至图20）。

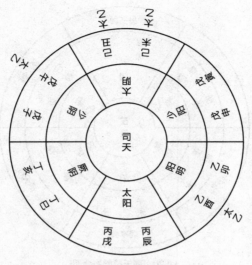

图18　天符之图

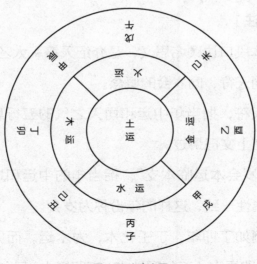

图19　岁会之图

《运气要诀》白话讲记

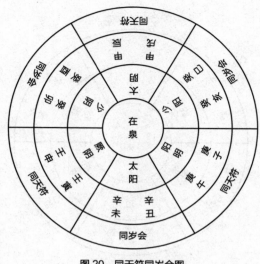

图20　同天符同岁会图

[编者注]

本段口诀顾名思义，是介绍天符、太乙天符、岁会同天符、同岁会的概念。

天符，指当年中运和司天之气的五行属性相同，在上文已讲过。

"岁会本运临本支"，指当年的中运和地支的五行属性一致，这样的年份称为岁会。

例如丁卯年，丁壬化木，为木运。而卯为年支，寅卯属木（五行配地支，寅卯属木，巳午属火，申酉属金，亥子属水，辰戌丑未属土）。二者同为木，故此年是岁会之年。

乙酉、丙子、丁卯、戊午为岁会之年，合称"四正"。

甲辰、甲戌、己丑、己未四年，其年运甲己化土为土运，辰、戌、丑、未为四季之土，故这四年亦为岁会之年，但合称"四维"。这就是"四正四维皆岁会"。八个岁会之年，其中己丑、己未、乙酉、戊午四年又为天符之年，纯属岁会之年只有甲辰、甲戌、丙子、丁卯四年。

"太乙天符符会俱"，指凡是某一年既属于天符之年，又属于岁会之年，司天之气、值年大运、岁支五行属性三者相同的年份，就叫太乙天符。

己丑、己未、乙酉、戊午为太乙天符年。

天符者，中运与司天相符也。如丁年木运，又见厥阴风木司天，即丁巳之类。共十二年。太乙天符者，如戊午年以火运火支，又见少阴君火司天，天合为治也。共四年。

"同天符与同岁会，泉同中运即同司"，指的是当年的中运和在泉之气五行属性相同，那么这一年就定为同天符或同岁会之年。

"阴岁名曰同岁会，阳年同天符所知"，指的是同天符和同岁会的区别在于年干的阴阳，年干是阴的阴年为同岁会之年，年干是阳的阳年为同天符之年。

例如壬为阳，壬寅、壬申年为阳年，而丁壬化木，这两年的中运为木运。寅申少阳相火，司天之气为少阳相火，在泉之气与司天之气对称，故为厥阴风木。这两年中运与在泉之气五行属性同属木，所以这两年为同天符之年。

辛为阴，辛丑、辛未年为阴年；丙辛化水，这两年中运为水运；丑未太阴湿土司天，太阳寒水在泉。这两年中运与在泉之气同属水又为阴年，所以这两年是同岁会之年。

岁会者、中运与年支同其气化也。如木运临卯，水运临午之类。共八年。

同天符、同岁会者、中运与在泉合其气化也。阳年曰同天符，阴年曰同岁会。如甲辰年，阳土运而太阴在泉，则为同天符。癸卯年，阴火运而少阴在泉，则为同岁会。共十二年。

　　天符、岁会这些概念在我们进行实际推算时，可以帮助我们注意这一年特殊的变化情况。一般逢天符和同天符之年，天候、气候、物候、病候的变化就比较大；逢岁会和同岁会之年，这些变化就相对稳定，即变化较小；逢太乙天符，变化最为强烈，最不稳定。

《执法行令贵人歌》

白话讲记

[原文]

天符执法犯司天，岁会行令犯在泉。

太乙贵人犯天地，速危徐持暴死占。

二火相临虽相得，然有君臣顺逆嫌。

顺则病远其害小，逆则病近害速缠。

[原注]

邪之中人，在天符之年，名曰中执法，是犯司天天气。天，阳也；阳性速，故其病速而危也。邪之中人在岁会之年，名曰中行令，是犯在泉地气。地，阴也；阴性徐，故其病徐而持也。邪之中人在太乙天符之年，名曰中贵人，是犯司天、在泉之气。天地之气俱犯，故其病暴而死也。二火，君火、相火也，虽同气相得，然有君臣顺逆之嫌，不可不知也。君火，君也；相火，臣也，二火相临，谓司天加临中运六步，客主加临，君火在上，相火在下，为君临臣则顺，顺则病远，其害小也。相火在上，君火在下，为臣犯君则逆，逆则病近，其害速也。

[编者注]

天符、岁会、太乙天符等概念前文已做介绍。此歌介绍的是这些年份对病邪的影响。

"天符执法犯司天",指的是在天符之年邪气中人,人体疾病是犯当年司天之气。如丁亥之年,人体疾病犯厥阴风木司天之气,其病的作用特点多与肝有关系。余依原注解释即可。

需要注意的是,不同年份邪气中人的说法不一。天符之年叫"执法",岁会之年叫"行令",太乙天符之年叫"贵人"。

这是引自《素问·六微旨大论》的说法:"天符为执法,岁会为行令,太乙天符为贵人。帝曰:邪之中也奈何?岐伯曰:中执法者,其病速而危;中行令者,其病徐而持;中贵人者,其病暴而死。"

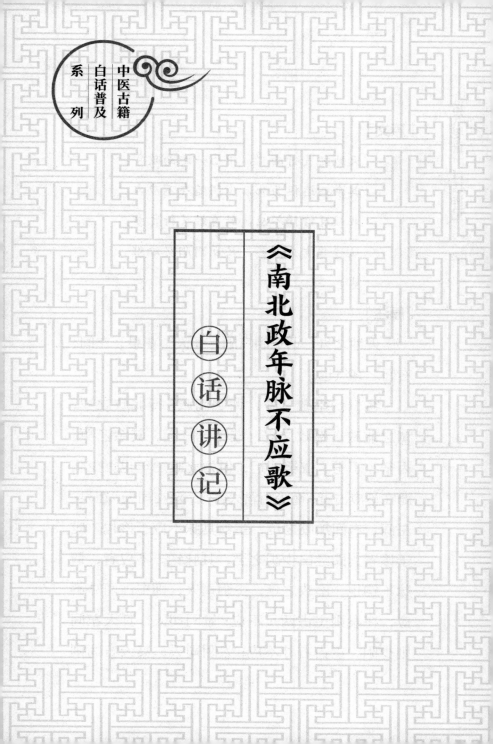

中医古籍
白话普及
系列

《南北政年脉不应歌》

白话讲记

[原文]

> 天地之气行南北，甲己一运南政年。
>
> 其余四运俱为北，少阴随在不应占。
>
> 北政反诊候不应，姑存经义待贤参。
>
> 从违非失分微甚，尺反阴阳交命难。

[原注]

天地之气，谓三阴三阳，司天、在泉、左间、右间之客气也。

客气行南政之岁，谓之南政；行北政之岁，谓之北政。南政之岁，惟甲己一运，其余乙庚、丙辛、丁壬、戊癸四运，俱为北政之年也。少阴随在不应占者，谓少阴君火客气，随在司天、在泉、左间、右间加临之位，主占其脉不应于诊也。应于诊者，即经曰少阴之至，其脉钩。不应者，谓脉不钩也。南政之年，少阴司天，则主占两寸不应，在泉则主占两尺不应；厥阴司天，其天左间则少阴，主占右寸不应；太阴司天，其天右间则少阴，主占左寸不应；厥阴在泉，其泉左间则少阴，主占左尺不应；太阴在泉，其泉右间则少阴，主占右尺不应，此皆在客气少阴之位也。北政之年，则反诊候其不应，皆在客气阳明之位。如少阴司天，则主占两尺不应，在泉则主占两寸不应；厥阴司天，其天左间则少阴，主占左尺不应；太阴司天，其天右间则少阴，主占右尺不应。厥阴在泉，其泉左间则少阴，主占右寸不应；太阴在泉，其泉右间则少阴，主占左寸不应。然南政十二年，北政四十八年，其南政候以正诊，北政候以反诊，应与不应之理，熟玩经文，总令人难解，姑存经义，似待后之贤者参详可也。不应之部不应者，则为得其气而和也。不应之部反应者，则为违其气而病也。应左而右，应右而左者，则为非其位；应上而下，应下而上者，则为失其位；皆主病也，而有微甚之别。甚者即尺寸反阴阳交也，谓少阴之脉，当寸不应反见于尺，当尺不应反见于寸，是为尺寸反，子、午、卯、酉年有之；少阴之脉，当左不应，反见于右，当右不应，反见于左，是为阴阳交，辰、戌、丑、未、寅、申、巳、亥年有之；皆主死，故曰命难也（图21至图23）。

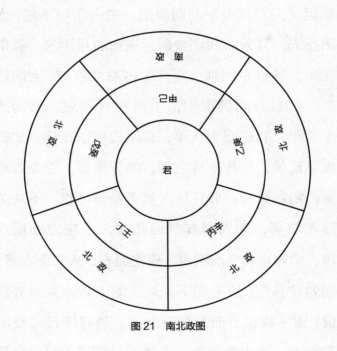

图21　南北政图

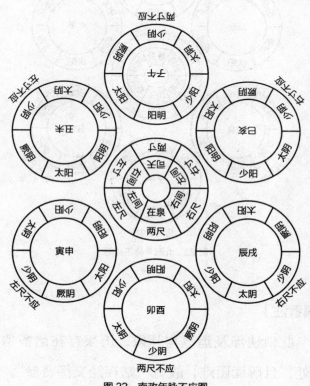

图22 南政年脉不应图

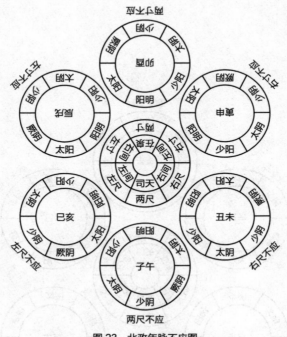

图23　北政年脉不应图

[编者注]

　　此口诀涉及运气与脉象，历来存在诸多争议之处，且解读困难，故有"姑存经义待贤参"。实际上，略过此口诀，并不影响运气学的推算，笔者不多作解释。感兴趣者，可参看张景岳、张志聪、陆笺泉等对此的论述。

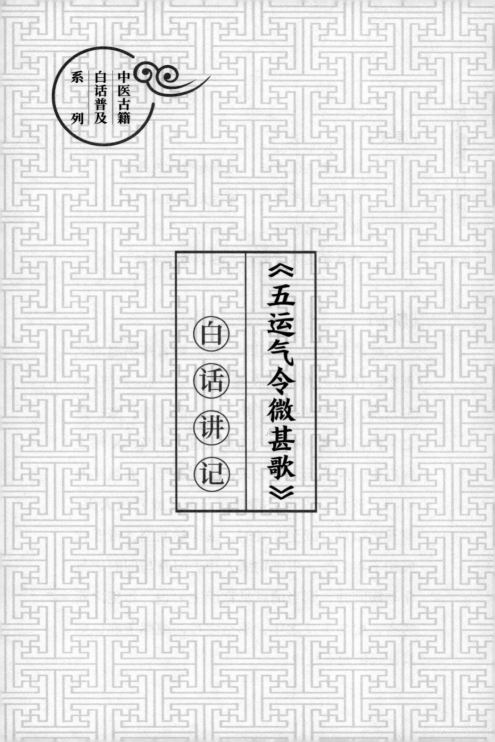

《五运气令微甚歌》

白话讲记

[原文]

运识寒热温凉正，气审加临过及平。

六气大来皆邪化，五运失和灾病生。

微甚非时猝然至，看与何时气化并。

更与年虚月空遇，重感于邪证不轻。

[原注]

运，五运也，主四时，在天则有寒热温凉之正令，在地则有生长收藏之正化。气，六气也，主六步，在主则有风、热、火、湿、燥、寒一定之常候，在客则有六气加临太过、不及、平和之异应也。凡五运六气之来，应时而至，无微甚而和者，皆为平气也。即应时而至，或六气大来，或五运微甚，或至非其时，或猝然而至，皆邪化失和不平之气，主害物病人也。但看与何时之气化与病同并，则当消息其宜而主治也。若犯之而病者，更与不及之年，廓空之月，重感于邪，则其证必重而不轻也。

[编者注]

此歌是分析运气的方法。"微"是小，"甚"是大。可以将这首歌诀的内容概括为运气反常变化的程度大小，会影响疾病的轻重。

五运之气平和，既无太过，也无不及，这种情况就叫平气。

太过被抑，不及得助，都可称之为平运。

岁运太过之年，如果当年的司天之气在五行上正好克制它，便可构成平气。如戊戌年，戊戌年的年干是戊，戊癸化火，当年的大运是火运，戊是单数，是阳干，阳干属太过，所以戊戌年是火运太过。戊戌年的年支是戌，辰戌太阳寒水司天，所以戊戌年的司天之气是水。五行中水克火，太过的火受司天寒水的抑制，便不会太过，所以戊戌年是平气之年。在一甲子中，逢运太过被抑的有戊辰、戊戌、庚子、庚午、庚寅、庚申六年。

岁运不及之年，如果当年的司天之气的五行属性与大运相同，或与年支的五行属性相同，也可以构成平气之年。如乙酉年，乙庚化金，当年大运是金运，乙是双数，是阴干，阴干属不及，所以乙酉年是金运不及。乙酉年的年支是酉，卯酉阳明燥金司天，所以乙酉年的司天之气是金，金运不及之年，如果当年司天之气是金，便会受司天之气的帮助而不会不及，所以乙酉年是平气之年。还有辛亥年，当年属水运不及，年支亥属水，不及的水运得到年支的帮助，也形成了平气的情况。在一甲子中，逢运不及得助而成平气的有丁卯、乙酉、丁亥、乙丑、癸巳、辛亥、乙卯、丁巳、己未九年。

掌握了平运的特点，我们推算时，遇到平运之年，就可以预测这一年的大致情况。

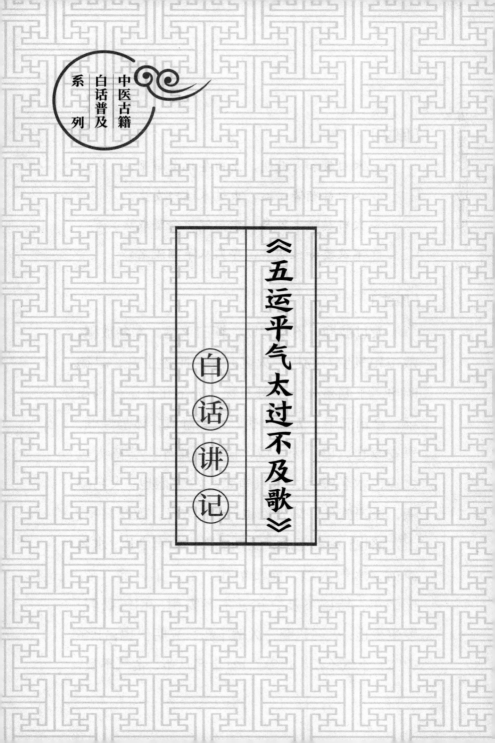

《五运平气太过不及歌》

白话讲记

[原文]

　　木曰敷和火升明，土曰备化金审平。

　　水曰静顺皆平运，太过木运曰发生。

　　火曰赫曦土敦阜，水曰流衍金坚成。

　　不及委和伏明共，卑监从革涸流名。

[原注]

　　太过被抑，不及得助，皆曰平运。木名敷和，敷布和气生万物也。火名升明，阳性上升，其德明也。土名备化，土母万物，无不化也。金名审平，金审而平，无妄刑也。水名静顺，体静性顺，喜安澜也。甲、丙、戊、庚、壬阳年，皆曰太过之运，木名发生，木气有余，发生盛也；火名赫曦，炎暑施化，阳光盛也；土名敦阜，敦厚高阜，土尤盛也；金名坚成，坚则成物，金有余也；水名流衍，水气太过，流漫衍也。乙、丁、己、辛、癸阴年，皆曰不及之运，木名委和，和气委弱，发生少也；火名伏明，火德不彰，光明伏也；土名卑监，土气不及，化卑监也；金名从革，金气不及，从火革也；水名涸流，水气不及，涸其流也。

木运是平运的年份，《素问·五常政大论》上叫作"敷和之纪"。一甲子中属于敷和之纪的年份有丁亥、丁巳。敷和，就是敷布和气化生万物的意思。这一年气候变化端正祥和，万物皆繁荣茂盛，正如草木旺盛生长一样。

火运是平运的年份，在《内经》中叫作"升明之纪"。一甲子中，升明之纪有戊辰、戊戌、癸巳、癸亥。升明，指阳性上升，其德明也。这一年中天气光明，阳光普照。阳主升，这一年阳气高升，气温偏高，农作物生长迅速，化育成熟很快。

土运是平运的年份，在《内经》中叫作"备化之纪"。一甲子中，备化之纪有己丑、己未。备化，土母万物，无不化也。这一年中，雨水调和，五谷丰登。

金运是平运的年份，在《内经》中叫作"审平之纪"。一甲子中，审平之纪有乙卯、乙酉、庚午、庚寅、庚子、庚申。审平，金审而平，无妄刑也。

这一年中，天高气朗，草木散落飘零，果实坚密收敛，一派清凉肃杀的景象。

水运是平运的年份，在《内经》中叫作"静顺之纪"。一甲子中，静顺之纪只有辛亥。静顺，体静性顺，喜安澜也。这一年中，水源不竭，万物生长缓慢，能量营养秘藏，以待来年。

木运太过，在《内经》中叫作"发生之纪"。一甲子中，发生之纪有壬申、壬辰、壬寅、壬午、壬子、壬戌。这一年中，木气偏盛，草木可能出现成熟不全，秀而不实的情况。岁木太过，风气流行，肝气横逆，脾土受邪。

火运太过，在《内经》中叫作"赫曦之纪"。一甲子中，赫曦之纪有戊寅、戊子、戊申、戊午。赫曦，炎阳光盛也。这一年中，气候极度炎热，甚至使秋气延后。岁火太过，炎暑流行，心火亢炎，肺金受邪。

土运太过，在《内经》中叫作"敦阜之纪"。一甲子中，敦阜之纪有甲子、甲戌、甲申、甲午、甲辰、甲寅。敦阜，敦厚高阜，土尤盛也。这一年中，广泛化生万物，雨湿流行。岁土太过，雨湿流行，脾土壅塞，肾水受邪。

金运太过，在《内经》中叫作"坚成之纪"。一甲子中，坚成之纪有庚辰、庚戌。坚成，坚则成物，金有余也。这一年中，气候偏燥，秋气早至，万物早熟。岁金太过，燥气流行，肺气膹郁，肝木受邪。

水运太过，在《内经》中叫作"流衍之纪"。一甲子中，流衍之纪有丙寅。流衍，水气太过，流漫衍也。这一年中，万物蛰伏，气机封藏，冬季极度寒冷。岁水太过，寒气流行，肾气不化，心火受邪。

木运不及，在《内经》中叫作"委和之纪"。一甲子中，委和之纪有丁卯、丁丑、丁亥、丁酉、丁未、丁巳。委和，和气委弱，发生少也。这一年中，春行秋令，应温反凉，应生反杀。岁木不及，燥乃大行，肝胆易受伤害，病则内在胠，外在关节。

火运不及，在《内经》中叫作"伏明之纪"。一甲子中，伏明之纪有癸酉、癸未、癸卯、癸丑、癸亥。伏明，火德不彰，光明伏地。这一年中，生长之机不显，收敛之气遍布，夏行秋冬之令，常有寒流。岁火不及，寒乃大行，心易受伤害，病则内在膺胁，外在经络。

土运不及，在《内经》中叫作"卑监之纪"。一甲子中，卑监之纪有己巳、己卯、己亥、己酉。卑监，土气不及，化卑监也。这一年中，化生之气不行令，春生之气却非常明显，长夏季应湿不湿、应雨不雨，其他季节变化不剧烈。岁土不及，风乃大行，脾胃易受伤害，病则内在脘腹，外在肌肉四肢。

金运不及，在《内经》中叫作"从革之纪"。一甲子中，从革之纪有乙丑、乙亥、乙未、乙巳。从革，金气不及，从火革也。这一年中，火来刑金，秋气迟，春温显，自然界出现反常的活跃躁动。岁金不及，炎火乃行，肺气易受伤害，病则内在胸膺胁肋肩背，外在肌肤皮毛。

水运不及，在《内经》中叫作"涸流之纪"。一甲子中，涸流之纪有辛未、辛巳、辛卯、辛丑、辛酉。涸流，水气不及，涸其流也。这一年中，阳气反盛，冬行夏令，万物在冬季仍然生长。岁水不及，湿乃大行，肾气易受伤害，病则内在腰脊骨髓，外在腘膝。

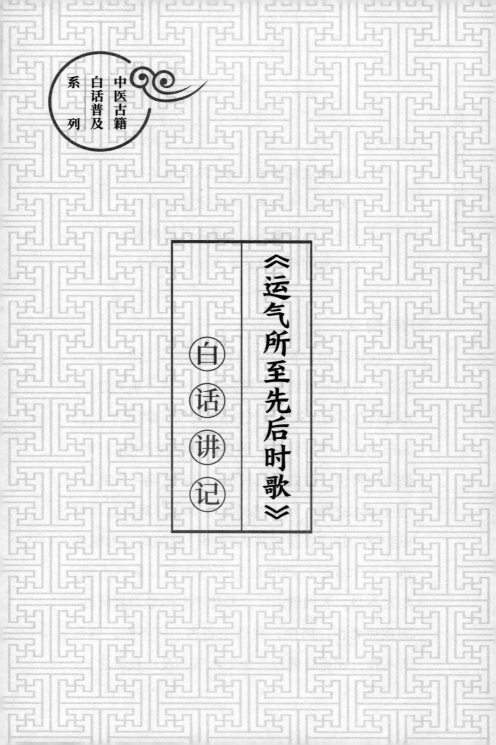

《运气所至先后时歌》

白话讲记

[原文]

应时而至气和平，正化承天不妄行。

太过气淫先时至，侮刑我者乘我刑。

不及气迫后时至，所胜妄行刑所生。

所生被刑受其病，我所不胜亦来乘。

[原注]

应时而至，谓交五运六气之日、之时，正当其日、其时而气即至，则为正化平气，承天之令，不妄行也。如时未至而气先至，来气有余则为太过，名曰气淫，即邪化也。刑我，谓克我者也；我刑，谓我克者也。假如木气有余，克我之金不能制我，金反受木之侮，则木盛而土受克也必矣。其年若见肝病为正邪，见肺病为微邪，见脾病则为贼邪也，余时此法。若时已至而气未至，来气不足，则为不及，名曰气迫，亦邪化也。所胜谓我所胜，即我克者也。所生，我所生者也。所不胜，谓我所不胜，即克我者也。假如木气不及，我克之土，无畏妄行，则生我之水必受病也；木衰，金乘其衰亦来刑木为病也。其年若肾病为实邪，见心病为虚邪，见肺病则贼邪也。余时此法，推此可知二经三经兼病之理矣。

[编者注]

运气本来各主其时，但由于五行属性的太过和不及，引发变动，使得运气看上去至有先后，有应时而至，还有非时而至。例如当年木运太过，可能上一年冬季尚未结束，木气已至，冬季出现升温、草木生长等反常现象。

《运气要诀》白话讲记

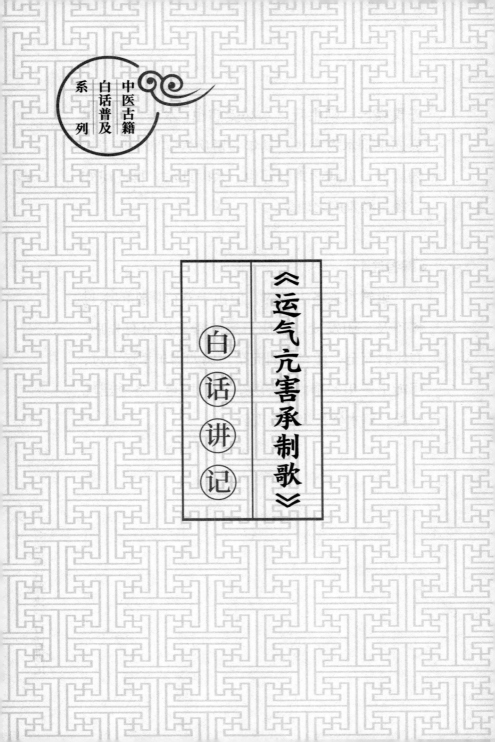

[原文]

　　运气亢则皆为害，畏子之制敢不承。

　　因有承制则生化，亢而无制胜病生。

　　胜后子报母仇复，被抑屈伏郁病成。

　　郁极乃发因子弱，待时得位自灾刑。

[原注]

　　五运六气太过而极，则谓之亢，亢则必害我所胜者也。假如木亢极，则必害我之所胜之土；土之子金，随起而制木，木畏承受其制，则不敢妄刑彼母也。五行有此承制之道，自相和顺，则生化不病矣。假如木亢盛而无制，则必生胜病；胜病者肝，受病者脾，二经同病也。有胜必有复，有盛必有衰，自然之道也。木盛而后必衰，土之子金，则乘衰必复胜母之仇，是则更生复病也；复病者肺，受病者肝，二经同病也。余脏法此。若木不及，则被金遏抑，屈伏不伸，而木郁之病生也。然被郁极而乃发者，盖以木气不及，不能令

子火旺，故不能复也，所以必待其己之得位时而
后乃发也；虽发而不为他害，但自为灾病，亦由
本气弱耳。故方其未发之时，与胜病同，胜病者肺，
郁病者肝，及其已发之时，不复病肺，惟病肝也。
余脏法此。此上文以太过释胜，不及释郁病，非
谓一岁之太过不及，则分司之气无胜、复、郁病也。
凡太过妄行害彼而病者，皆胜病也。受害子终不
能复，郁而发病者，皆郁病也。不及被抑而病者，
亦郁病也。被郁待子来报母仇而病者，皆复病也。
推此余皆可通也。

［编者注］

　　"亢"是亢进或亢盛，"承"是制裁或承袭。
五行各有所制，才不至于出现无制的偏盛现象。
这是一种自动调节，自然界中这种物化现象长期
保持着相对的平稳。如此想推在六气中也是这种
关系，如《素问·六微旨大论》曰："相火之下，
水气承之；水位之下，土气承之；土位之下，风气
承之；风位之下，金气承之；金位之下，火气承之；

君火之下，阴精承之。"这也就是《素问·气交变大论》中所谓的"夫五运之政，犹权衡也，高者抑之，下者举之，化者应之，变者复之，此生长化成收藏之理，气之常也，失常则天地四塞矣"。

读者当仔细研究、推算原注中的案例，方可触类旁通。

《六气胜复歌》

白话讲记

邪气有余必有复，胜病将除复病萌。

复已又胜衰乃止，有无微甚若权衡。

时有常位气无必，胜在天三复地终。

主客有胜而无复，主胜客逆客胜从。

[原注]

六气有胜，则必有复，阴阳循环之道也。胜病将除，复病即萌，邪正进退之机也。胜已而复，复已又胜，本无常数，必待彼此气衰乃止，自然之理也。有胜则复，无胜则否，胜微复微，胜甚复甚，犹权衡之不相过也。然胜复之动时，虽有常位，而气无必也。气无必者，谓应胜之年而无胜也。时有常位者，谓胜之时在前，司天天位主之；自初气以至三气，此为胜之常也。复之时在后，在泉地位主之；自四气以至终气，此为复之常也。所谓六气互相胜复也。若至六气主客，则有胜而无复也。有胜而无复者，以客行天令，时去则已，主守其位，顺承天命也。主胜客，则违天之命，而气化不行，故为逆。客胜主，则上临下奉，而政令乃布，故为从也。

[编者注]

　　胜、复是自然循环之道，例如土气太过之时，土本来克水，现在就要乘水，水之子为木，木要为母报复，必有复土之时。在人体而言，胜病在复气来临时，其病证因为胜气被复气纠正而消除。但也有胜病才除，复气又来为病的可能，正、邪一进一退，没有定数。

　　五巳、五亥年，是厥阴风气所胜，风气大来，则肝气横逆，脾胃受克。

　　五子、五午年，是少阴君火之气所胜，火气大来，则心火亢盛，肺气受克。

　　五丑、五未年，是太阴湿土之气所胜，湿气大来，则脾气壅塞，肾水受克。

　　五寅、五申年，是少阳相火之气所胜，热气大来，则肝胆火盛，肺气受克。

　　五卯、五酉年，是阳明燥金之气所胜，燥气大来，则肺气失节，肝木受克。

　　五辰、五戌年，是太阳寒水之气所胜，寒气大来，则寒闭火郁，心气受克。

　　厥阴之复，则肝气冲逆；少阴之复，则火气燔灼；太阴之复，则湿壅土阜；少阳之复，则火热炽烈；阳明之复，则燥气弥漫；太阳之复，寒气凌侵。

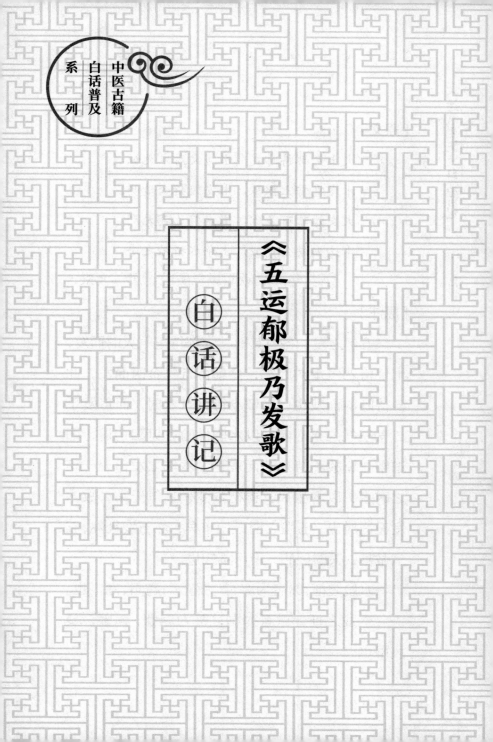

《五运郁极乃发歌》

白话讲记

[原文]

火土金郁待时发，水随火后木无恒。

水发雹雪土飘骤，木发毁折金清明。

火发曛昧有多少，微者病已甚无刑。

木达火发金郁泄，土夺水折治之平。

[原注]

五郁之发，各有其时。火郁待三气火时而发，土郁待四气土时而发，金郁待五气金时而发，此各待旺时而发也。水郁不待终气水时，而每发于二气三气二火时者，以水阴性险，见阳初退，即进乘之，故不待水旺而发也。木郁之发，无一定之时者，以木生风，善行数变，其气无常，故木发无恒时也。五发之时既已审矣，然五发征兆，五气微甚，天时民病，不可不知也。

水发之征，微者为寒，甚为雹雪；雹雪，寒甚也。

土发之征，微者为湿，甚为飘骤；飘骤，暴风雨也。

木发之征，微者为风，甚为毁折；毁折，摧拔也。

金发之征，微者为燥，甚为清明；清明，冷肃也。

火发之征，微者为热，甚为曛昧；曛昧，昏翳也。

多少者，谓有太过、不及也。不及者病微，太过者病甚。微者病已，谓本经自病也。甚者兼刑，谓兼我刑、刑我者同病也。

如木气甚，我刑者土，刑我者金，土畏我乘来齐其化，金畏我胜来同其化，故三经兼见病也。余气法此。木达谓木郁达之；达者，条达舒畅之义也。凡木郁之病，风为清敛也，宜以辛散之、疏之，以甘调之、缓之，以苦涌之、平之，但使木气条达舒畅，皆治木郁之法也。火发谓火郁发之；发者，发扬解散之义也。凡火郁之病为寒束也，宜以辛温发之，以辛甘扬之，以辛凉解之，以辛苦散之，但使火气发扬解散，皆治火郁之法也。金泄谓金郁泄之；泄者，宜泄疏降之义也。凡金郁之病，燥为火困也，宜以辛宣之、疏之、润之，以苦泄之、降之、清之，但使燥气宣通疏畅，皆治金郁之法也。水折谓水郁折之；折者，逐导渗通之义也。凡水郁之病，水为湿瘀也，宜以辛苦逐之、导之，以辛淡渗之、通之，但使水气流通不蓄，皆治水郁之法也。土夺谓土郁夺之；夺者，汗、吐、下利之义也。凡土郁之病，湿为风阻也，在外者汗之，在内者攻之，在上者吐之，在下者利之，但使土气不致壅阻，皆治土郁之法也。

[编者注]

郁发是郁到极度而发作，如火被水所克，火气郁积于里，不能外显。当火气被压制郁结到极度，会突破水的压制，出现燎原之势。

岁运太过之年，郁发的现象来得猛急，人体因感盛受此郁发之气而发病的症状也比较重，常表现为症急势重，发病突然；岁运不及之年，郁发的现象来得比较缓慢，人身因感受此郁发之气而发病也比较缓慢，常表现为迁延缠绵，持久不愈。

五运郁发，各有其时。

火郁之发待三之气火时而发，土郁待四之气土时而发，金郁待五之气金时而发。这三种情况是待它们各运的旺盛时候而发。

水郁之发却不待终之气水时而发，却发作在二之气、三之气这一段属于火的时间。这是因为水性见阳初退，即进乘之，所不待终之气，就在二之气、三之气时间郁发报复。

木郁之发，无一定之时，这是由于木生风，风木善行数变，其气无常。也就是说，一年四季各时都有木郁发作的可能。

五运郁发的各种征象及相关疾病特点和治法，参看原注即可。

《运气要诀》白话讲记

《天时地化五病二火歌》

白话讲记

[原文]

运气天时地化同，邪正通人五脏中。

五脏受邪生五病，五病能赅万病形。

热合君火暑合相，盖以支同十二经。

虽分二火原同理，不无微甚重轻情。

[原注]

木、火、土、金、水五运之化，不能外乎六气风、热、暑、湿、燥、寒，六气之化亦不能出乎五行，故运虽有五，气虽有六，而天之气令、地之运化皆同也。邪化正化之气，皆通乎人之五脏之中，正化养人，邪化病人。五脏受邪，则生五脏之病。五病能赅万病情形，谓主客一定之病，主客错杂之病，及胜复郁病，皆莫能逃乎五病之变。犹夫天地化生万物，皆莫能逃乎五行之属也。五行惟火有二，在地为火，在天为热，为暑，以热合少阴为君火，暑合少阳为相火。盖以地有阴阳十二支，同乎人之阴阳十二经，火虽有二，理则一也。故其德、政、令、化、灾、病皆同，然不无热微病轻、暑甚病重之情状也。

[编者注]

读者参看原注即可。

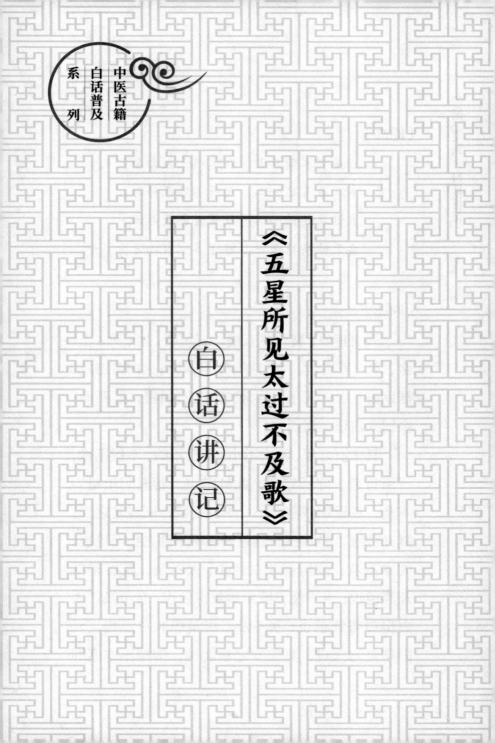

中医古籍
白话普及
系列

《五星所见太过不及歌》

白话讲记

[原文]

五星岁木荧惑火，辰水镇土太白金。

不及减常之一二，无所不胜色停匀。

太过北越倍一二，畏星失色兼母云。

盛衰徐疾征顺逆，留守多少吉凶分。

[原注]

天之垂象，莫先乎五星。五星者，木、火、土、金、水之五星也。木曰岁星，居东方；火曰荧惑星，居南方；水曰辰星，居北方；土曰镇星，居西南；金曰太白星，居西方。

其主岁之星，不大不小，不芒不暗，不疾不徐，行所行道，守所守度，此其常也。若五阴年是为不及，其星则减常之一，不及之甚，则减常之二，其光芒缩。主岁之星，其色兼我所不胜之色而见也。如木不及，岁星青兼白色也；火不及，荧惑星红兼黑色也；土不及，镇星黄兼青色也；金不及，太白星白兼红色也；水不及，辰星黑兼黄色也。五阳年是为太过，其主岁之星北越，谓越出本度而近于北也。北乃紫微之位，太乙所居之宫也。故倍常之一，太过之甚，倍常之二，其光芒盈。主岁之星，其色纯正，畏我之星，失其本色，而兼生我之母色也。假如木太过，畏木之星、土星也，失其本色之黄，而兼生土之火赤色也。盖以木盛而土畏，必盗母气为助，故兼母色见也。土兼赤色，土又生子，余星仿此。凡星当其时则当盛，非其时则当衰，星迟于天为顺，为灾病轻；星速于天为逆，为灾病重。稽留不进，守度日多，则灾病重；稽留不进，守度日少，则灾病轻。故曰吉凶分也。

[编者注]

　　运气学说是古人望气观天象而发明的，此歌诀就是谈运气与天象五星之间的关系。

　　古人认为运气的太过、不及、平和都上应五星的运行情况。如这一年是不及之年，对应的主岁之星，亮度较平常要减弱。甚至还会显现出来五行上克制主岁之星的其他星的颜色。

　　此说有待考证。

127

《运气要诀》白话讲记

《五行德政令化灾变歌》

白话讲记

[原文]

　　木德温和政舒启，其令宣发化生荣，

　　其变烈风云物飞，其灾摧拔殒落零。

[原注]

　　木主春，故其德温暖柔和也。春气发，故其政舒展开启也。春气升，故其令宣发也。春主生，故其化生荣也。春主风，故其变烈风而云物飞扬，此风之胜也。木胜不已，则为摧折拔殒，散落飘零之灾也。

[原文]

　　火德彰显化蕃茂，其令为热政曜明，

　　其变炎烈水泉涸，其灾焦灼萎枯形。

[原注]

　　火主夏，故其德彰著昭显也。夏主长，故其化蕃秀茂盛也。夏阳盛，故其令热也。夏阳外，故其政光明显曜也。夏主热，故其变炎光赫烈而水泉干涸，此热之胜也。火胜不已，则为万物焦灼，草萎木枯之灾也。

[原文]

    土德溽蒸政安静，其令云雨其化丰，
    其变阴埃震骤注，其灾霖雨岸堤崩。

[原注]

    土主长夏，故其德溽蒸热也。土主静，故其政安静也。长夏气濡，故其令云雨也。土气厚，故其化万物丰备也。长夏主湿，故其变阴晦烟埃震雷，骤注暴雨，此湿之胜也。土胜不已，则为久霖淫雨，溃岸崩堤之灾也。

[原文]

    金德清洁政劲切，其化紧敛令露膏，
    其变肃杀霜早降，其灾苍干草木凋。

金主秋，故其德清凉皎洁也。秋气肃，故其政肃劲齐切也。秋主收，故其化紧收敛缩也。秋主露，故其令露膏万物也。秋主燥，故其变肃寒早霜杀物，此燥之胜也。金胜不已，则为苍枯，草木凋零之灾也。

[原文]

水德凄沧政坚肃，其化清谧其令寒，

其变凛冽寒太甚，其灾冰雹霜雪连。

[原注]

水主冬，故其德凄沧而寒也。冬气固，故其政坚凝肃劲也。冬主藏，故其化清冷静谧也。冬主寒，故其变凛冽，寒气太盛，此寒之胜也。水胜不已，则为冰雪霜雹之灾也。

131

[编者注]

此口诀是对运气推算的补充，分为五段，分

别论述了五行各行所主的职能、灾害、变化等。推算运气时，结合气候变化与物化现象，再联系人体生理、病理的表现，进行综合分析，能够准确找出在物化方面，人体疾病表现方面和自然界季节气候变化方面的关系及其发生物化、病化的根本原因。

一般来说，平气之年的特点为常，而不及和太过之年的特点是变。所以根据当年平气、太过、不及的情况，再考虑到这一年五行的影响，才能较全面而详细地预测这一年的综合情况。

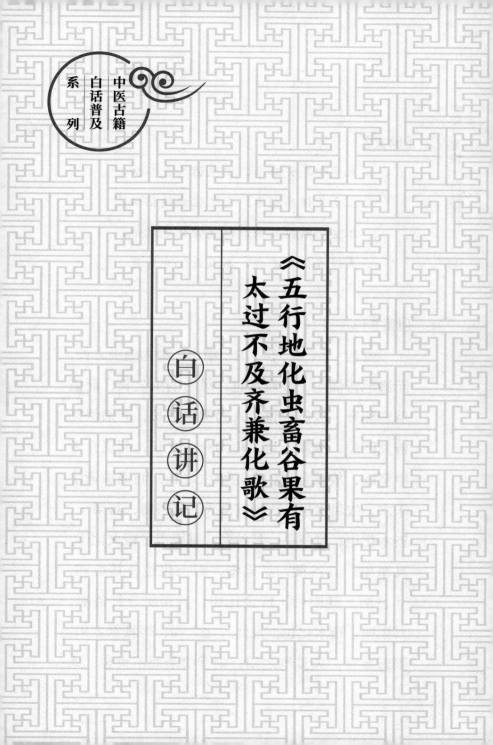

中医古籍
白话普及
系列

中医古籍
白话普及
系列

《五行地化虫畜谷果有
太过不及齐兼化歌》

白话讲记

[原文]

木主化毛犬麻李，火主羽马麦杏饶，

土主化倮牛稷枣，金主化介鸡稻桃，

水主化鳞彘豆栗，得气皆育失萧条，

太过齐化我克我，不及兼化克皆苞。

[原注]

虫者，毛、羽、倮、介、鳞也。麟为毛虫之长，而诸毛皆横生，故属木也。凤为羽虫之长，而诸羽皆翔升，故属火也。人为倮虫之长，而诸倮物皆具四肢，故属土也。龟为介虫之长，而诸介皆甲坚固，故属金也。龙为鳞虫之长，而诸鳞皆生于水，故属水也。次则其畜犬，其谷麻，其果李，皆木化也。其畜马，其谷麦，其果杏，皆火化也。其畜牛，其谷稷，其果枣，皆土化也。其畜鸡，其谷稻，其果桃，皆金化也，其畜彘，其谷豆，其果栗，皆水化也。凡此五化之物，得其气之和，则皆蕃育，失其气之和，则皆萧条而不育也。太过齐化，谓我所化之物，与克我者所化之物皆育也。假如木太过，毛虫、犬畜、麻谷、李果，木化之类育，而介虫、鸡畜、稻谷、桃果，金化之类亦育。盖太过则气盛，所不胜者，来齐其化也，其余太过之化仿此。不及兼化，谓克我者，我克之者皆茂育也。假如木不及克我之金，其虫介，其畜鸡，其谷稻，其果桃，皆化育也。盖不及则气衰，克我者我畏之，我克者不畏我，来兼其化也。苞者，茂也。

[编者注]

此歌诀外延了五行的内容，在五运各运太过、不及、平和之年中，不同物种在不同年份会受到不同的影响。如木太过时，木所化之物为毛虫、犬畜、麻谷、李果都可以顺利地化育成长。同时，克木之金类化育之物，为介虫、鸡畜、稻谷、桃果等也能较好地化育。

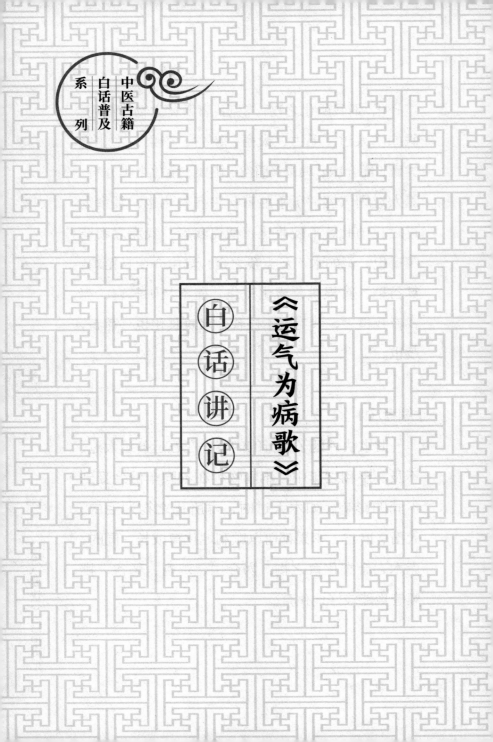

中医古籍
白话普及
系列

《运气为病歌》

白话讲记

[原文]

五运六气之为病，名异情同气质分，

今将二病归为一，免使医工枉费心。

[原注]

五运六气之为病，虽其名有木、火、土、金、水、风、火、湿、燥、寒之异，而其实为病之情状则同也。今将木运之病、风气之病，火运之病、暑气之病，土运之病、湿气之病，金运之病、燥气之病，水运之病、寒气之病，总归为一病。不使初学医工，枉费心思而不得其头绪也。

[原文]

诸风掉眩属肝木，诸暴强直风所因，

支痛软戾难转侧，里急筋缩两胁疼。

[原注]

在天为风，在地为木，在人为肝，在体为筋。

风气通于肝，故诸风为病，皆属于肝木也。掉，摇动也，眩，昏晕也。风主动旋，故病则头身摇动，目昏眩晕也。暴，猝也，强直，筋病，强急不柔也。风性劲急，风入于筋，故病则猝然筋急强直也。其四肢拘急疼痛，筋软短缩，乖戾失常，难于转侧，里急胁痛，亦皆风伤其筋，转入里病也。

[原文]

> 诸痛痒疮属心火，诸热昏喑躁谵狂，
>
> 暴注下迫呕酸苦，膺背彻痛血家殃。

[原注]

在天为热，在地为火，在人为心，在体为脉。热气通于心，故诸火痛痒疮之病，皆属于心火也。热微则燥，皮作痒。热甚则灼，肤作痛。热入经脉与血凝结，浅则为痛，深则为疽，更深入之，则伤脏腑。心藏神，热乘于心，则神不明，故昏冒不省人事也。心主言，热乘于心，则神不辨，故喑而不能言，或妄言而谵语也。火主动，热乘于身，则身动而不宁，故身躁扰，动甚则发狂也。暴注者，猝暴水泻，火与水为病也。下迫者，后重里急，火与气为病也。呕吐酸苦，火病胃也。膺背彻痛，火伤胸也。血家殃者，热入于脉，则血满腾，不上溢则下泻，而为一切失血之病也。

[原文]

　　诸湿肿满属脾土，霍乱积饮痞闭疼，

　　食少体重肢不举，腹满肠鸣飧泄频。

[原注]

　　在天为湿，在地为土，在人为脾，在体为肉。湿气通于脾，故诸湿为病，皆属于脾土也。湿蓄内外，故肉肿腹满也。饮乱于中，故病霍乱也。脾失健运，故病积饮也。脾气凝结，故病痞硬、便闭而痛也。脾主化谷，病则食少也。脾主肌肉，湿胜故身重也。脾主四肢，四肢不举，亦由湿使然也。脾主腹，湿淫腹疾，故腹满、肠鸣、飧泄也。

[原文]

　　诸气膹郁痿肺金，喘咳痰血气逆生，

　　诸燥涩枯涸干劲，皴揭皮肤肩臂疼。

[原注]

　　在天为燥，在地为金，在人为肺，在体为皮。燥气通于肺，故诸燥气为病，皆属于肺金也。膹郁，谓气逆胸满，膹郁不舒也。痿，谓肺痿咳嗽，唾浊痰涎不已也。喘咳气逆、唾痰涎血，皆肺病也。凡涩枯涸干劲，皆燥之化也。干劲似乎强直，皆筋劲病也。故猝然者，多风入而筋劲也。久之者，多枯燥而筋劲也。皴，肤皴涩也。揭，皮揭起也，此燥之病乎外也。臂痛肩痛也，亦燥之病于经也。

[原文]

　　诸寒收引属肾水，吐下腥秽彻清寒，

　　厥逆禁固骨节痛，癥瘕㿗疝腹急坚。

在天为寒，在地为水，在人为肾，在体为骨。寒气通于肾，故诸寒气为病，皆属于肾水也。收，敛也，引，急也。肾属水，其化寒，敛缩拘急，寒之化也。热之化，吐下酸苦，故寒之化，吐下腥秽也。热之化，水液浑浊，故寒之化，澄彻清冷也。厥逆，四肢冷也。禁固，收引坚劲。寒伤于外，则骨节痛也。寒伤于内，则癥瘕、癞疝、腹急坚痛也。

[编者注]

此口诀体现了运气学说为疾病治疗提供的理论依据和治疗原则。

《运气要诀》白话讲记

《五运客运太过为病歌》

白话讲记

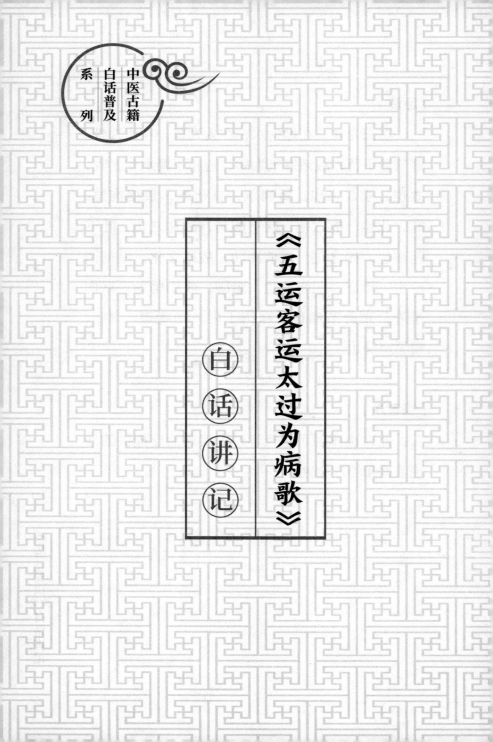

[原文]

　　风气大行太过木，脾土受邪苦肠鸣，

　　飧泄食减腹支满，体重烦冤抑气升，

　　云物飞扬草木动，摇落木胜被金乘，

　　甚则善怒巅眩冒，胁痛吐甚胃绝倾。

[原注]

　　上文统论主运主气为病，此详言五运客运专主之病也。岁木太过，六壬年也，或岁土不及，六己年也。木太过则恃强乘土，土不及则母弱而金衰，无以制木，而木亦来乘土，故木气盛则风气大行，为木太过之化。在人则脾土受邪为病，苦肠鸣、飧泄、食少、腹满、体重、烦冤。烦冤者，谓中气抑郁不伸故也。在天则有云物飞扬之变，在地则有草木动摇之化。木胜不已而必衰，衰则反被金乘，有凋陨摇落之复也。故更见善怒、巅疾、眩冒、胁痛、吐甚之肝脾病也。胃绝倾者，谓胃土冲阳之脉绝而不至，是为脾绝，故主命倾也。

[原文]

暑热大行太过火，肺金受邪喘咳疴，

气少血失及病疟，注下咽干中热多，

燔炳物焦水泉涸，冰雨寒霜水复过，

甚则谵狂胸背痛，太渊脉绝命难瘥。

[原注]

岁火太过，六戊年也，或岁金不及，六乙年也。火太过，则火恃强而乘金。金不及，则母弱而水衰无以制火，而火亦乘金。故火气盛则暑热大行，为火太过之化。在人则肺金受邪，其为病，喘而咳嗽，气少不足息，血失而颜色瘁，及疟疾注下，火泻咽干，中热也。在天则有燔病炎烈沸腾之变，在地则有物焦槁、水泉涸之化。火胜不已而必衰，衰则反被水乘，有雨冰雹早霜寒之复也。故更见谵语狂乱、胸背痛之心肺病也。太渊，肺脉也，肺金之脉绝而不至，是为肺绝，故主病难愈也。

[原文]

雨湿大行太过土，肾水受邪腹中疼，

体重烦冤意不乐，雨湿河衍涸鱼生，

风雨土崩鳞见陆，腹满溏泻苦肠鸣，

足痿瘈痛并饮满，太溪肾绝命难存。

[原注]

岁土太过，六甲年也，岁水不及，六辛年也。土太过，则土恃强而乘水，水不及，则母弱而木衰无以制土，而土亦乘水。故土气盛则雨湿大行，为土太过之化。在人则肾水受邪，其为病，四肢冷厥、腹中痛、体重、烦冤、意不乐也。在天则有雨湿数至之变，在地则有河衍涸泽生鱼之化。湿胜不已而必衰，衰则反被木乘，有风雨大至，土崩鳞见于陆之复也，故更见腹满、溏泻、肠鸣、足痿瘈痛、饮满之脾胃病也。太溪，肾脉也，肾水之脉绝而不至，是为肾绝，故曰主命难存也。

[原文]

清燥大行太过金，肝木受邪耳无闻，

胁下少腹目赤痛，草木凋陨焦槁屯，

甚则胸膺引背痛，胠胁何能反侧身，

喘咳气逆而血溢，太冲脉绝命难生。

[原注]

　　岁金太过，六庚年也。岁木不及，六丁年也。金太过，则金恃强而乘木；木不及，则母弱而火衰无以制金，而金亦乘木。故金气盛则清燥大行，为金太过之化。在人则肝木受邪，其为病，耳聋无闻、胁下痛、少腹痛、目眦赤痛也。在天则有清燥肃杀之变，在地则有草木凋陨之化。燥胜不已而必衰，衰则反被火乘，有苍干、焦槁之复也。故更见胸膺引背、胠胁疼痛、不能转侧、喘咳、气逆、失血之肝肺病也。太冲，肝脉也，肝木之脉绝而不至，是为肝绝，故主命难生也。

[原文]

寒气大行太过水，邪害心火热心烦，

躁悸谵妄心中痛，天冰霜雪地裂坚，

埃雾蒙郁寒雨至，甚则肿咳痛中寒，

腹满溏鸣食不化，神门脉绝死何言。

[原注]

　　岁水太过，六丙年也。岁火不及，六癸年也。水太过，则水恃强而乘火；火不及，则母弱而土衰无以制水，而水亦乘火。故水气盛则寒气大行，为水太过之化。在人则心火受邪，其为病，心烦躁悸、谵语妄言、心中热痛也。在天则有雨冰霜雪之变，在地则有冻裂坚刚之化。寒胜不已而必衰，衰则反被土乘，有埃雾蒙郁不散，寒雨大至之复也。故更见肿、喘、中寒、腹满、溏泻、肠鸣、饮食不化之肾脾病也。神门，心脉也，心火之脉绝而不至，是为心绝，故主死也。

147

[编者注]

　　上一首《运气为病歌》是统论主气主运为病的情况。本段歌诀详细讨论五运客运加临主运可能发生的人体疾病等情况。

《运气要诀》白话讲记

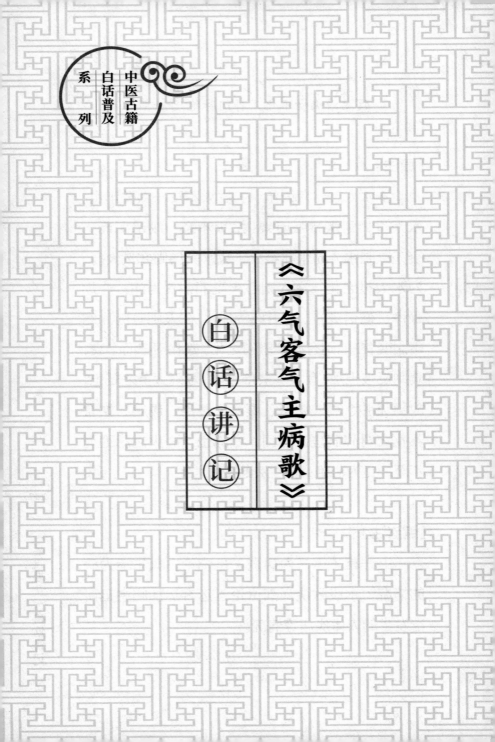

中医古籍
白话普及
系列

《六气客气主病歌》

白话讲记

少阴司天热下临，肺气上从病肺心，

燥行于地肝应病，燥热交加民病生，

喘咳血溢及血泻，寒热鼽嚏涕流频，

疮疡目赤嗌干肿，厥心胁痛苦呻吟。

[原注]

上文统论主运、主气为病，此则详言六气客气专主之病也。少阴君火司天，子午岁也。火气下临金之所畏，故肺气上从而病肺心也。凡少阴司天，则阳明燥金在泉，故燥行于地而病肝也。是则知燥热交加，民病喘咳，血上溢，血下泄，寒热，鼽塞，喷嚏，流涕，疮疡，目赤，嗌干，肿痛，心痛，胁痛，皆其证也。

[原文]

太阴司天湿下临，肾气上从病肾阴，

寒行于地心脾病，寒湿交攻内外淫，

民病身重足跗肿，霍乱痞满腹胀膜，

肢厥拘急脚下痛，少腹腰疼转动屯。

[原注]

太阴湿土司天，丑未岁也。湿气下临水之所畏，故肾气上从而病肾阴也。凡太阴司天，则太阳寒水在泉，故寒行于地而病心脾也。是知寒湿内外交攻，民病身重，足跗肿，霍乱，痞满，腹胀，四肢厥逆拘急，脚下痛，少腹痛，腰痛难于动转，皆其证也。

[原文]

少阳司天火下临，肺气上从火刑金，

风行于地肝木胜，风火为灾是乃因，

民病热中咳失血，目赤喉痹聋眩瞑，

疮疡心痛瞆瘛冒，暴死皆因臣犯君。

[原注]

少阳相火司天，寅申岁也。火气下临金之所畏，故肺气上从而病肺也。凡少阳司天，则厥阴风木在泉，故风行于地，木胜则病在肝。是则知风火为灾，民病热中，咳而失血，目赤，喉痹，耳聋眩瞑，疮疡，心痛，瞤动，瘛疭，昏冒，皆其证也。暴死者，是三之客气，相火加临君火，以臣犯君故也。

[原文]

  阳明司天燥下临，肝气上从病肝筋，

  热行于地心肺害，清燥风热互交侵，

  民病寒热咳膹郁，掉振筋痿力难伸，

  烦冤胁痛心热痛，目痛眦红小便绛。

[原注]

  阳明燥金司天，卯酉岁也。燥气下临木之所畏，故肝气上从而病肝筋也。凡阳明司天，则少阴君火在泉，故热行于地而病肺心也。是则知清燥风热交侵，民病寒热而咳，胸郁膹满，掉摇振动，筋痿无力，烦冤抑郁不伸，两胁心中热痛，目痛眦红，小便绛色，皆其证也。

[原文]

太阳司天寒下临，心气上从病脉心，

湿行于地脾肉病，寒湿热内去推寻，

民病寒中终反热，痈疽火郁病缠身，

皮痹肉苛足痿软，濡泻满肿乃湿根。

[原注]

太阳寒水司天,辰戌岁也。寒气下临火之所畏，故心气上从而病心脉也。凡太阳司天，则太阴湿土在泉，故湿行于地而病脾肉也。是则知寒湿热气相合，民病始为寒中终反变热，如痈疽一切火郁之病，皮癣痹而重着，肉苛不用不仁，足痿无力，湿泻腹满身肿，皆其证也。

[原文]

厥阴司天风下临，脾气上从脾病生，

火行于地冬温化，风火寒湿为病民，

耳鸣掉眩风化病，支满肠鸣飧泻频，

体重食减肌肉痿，温厉为灾火化淫。

　　厥阴风木司天，已亥岁也。风气下临土之所畏，故脾气上从而病脾也。凡厥阴司天，则少阳相火在泉，故火行于地而病温也。是则知风火寒湿杂揉，民病耳聋，振掉，眩晕，腹满，肠鸣，完谷不化之泻，体重食减，肌肉瘘瘦，皆其证也。

[编者注]

　　前面统论了主运、主气为病的具体情况及临床病证反应。本段口诀详细讨论六气中客气加临主气之时可能出现的变化情况。

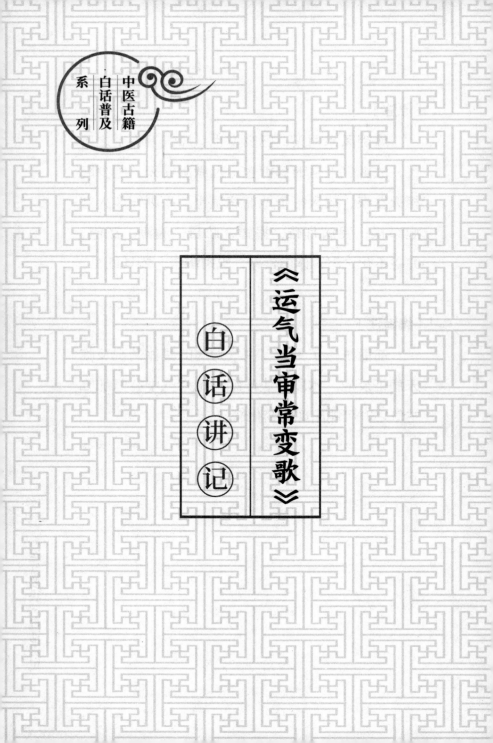

[原文]

　　未达天道之常变，反谓气运不相应。

　　既识一定之常理，再审不定变化情。

　　任尔百千杂合病，要在天时地化中。

　　知其要者一言毕，不得其旨散无穷。

[原注]

　　近世医者，皆谓五运六气与岁不应，置而不习，是未达天道之常变也。时之常者，如春温、夏热、秋凉、冬寒也。日之常者，早凉、午热、暮温、夜寒也。时之变者，春不温、夏不热、暑不蒸、秋不凉、冬不寒也。日之变者，早温、午寒、暮凉、夜热也。但学医者，欲达常变之道，当先识一定主客之理，次审不定变化猝然之情，然后知百千杂合之气为病，俱莫能逃天时地化之理也。虽或有不应，亦当审察与天时何时、地化何化、人病何病相同，即同彼时、彼化、彼病而施治之，乃无差谬。此知其要者，一言而终也。为医者可不于运气中一加意耶？

[编者注]

本书的最后一首歌诀，告诫读者，要学会审常知变，在我们还没通晓一些常与变的道理时，不可立马否定运气学说。如火运太过之时，一个身体属性为太阴的人，形成弱者遇扶助的情况，也不一定生病。

现实情况往往错综复杂，所以应用运气学说，要随机应变，切不可机械、教条、片面。

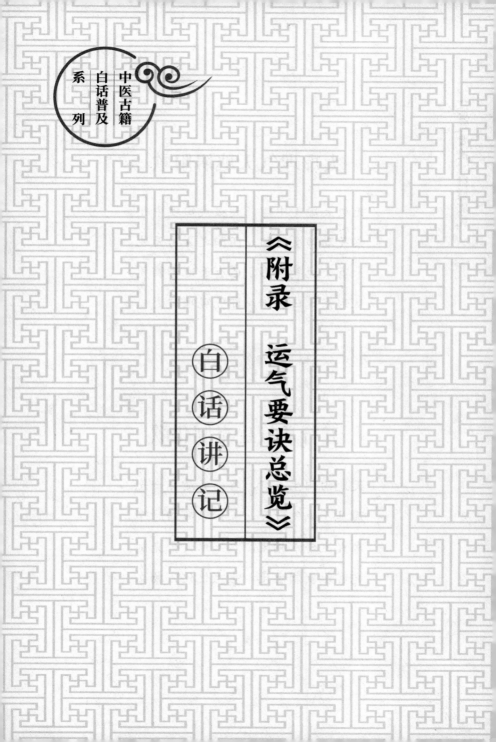

《附录　运气要诀总览》

白话讲记

太虚理气天地阴阳歌

无极太虚气中理，太极太虚理中气。

乘气动静生阴阳，阴阳之分为天地。

未有天地气生形，已有天地形寓气。

从形究气曰阴阳，即气观理曰太极。

五行质气生克制化歌

天地阴阳生五行，各一其质各一气。

质具于地气行天，五行顺布四时序。

木火土金水相生，木土水火金克制。

亢害承制制生化，生生化化万物立。

运气合脏腑十二经络歌

医明阴阳五行理，始晓天时民病情。

五运五行五气化，六气天地阴阳生。

火分君相气热暑，为合人之脏腑经。

天干起运地支气，天五地六节制成。

主运歌

五运五行御五位，五气相生顺令行。

此是常令年不易，然有相得或逆从。

运有太过不及理，人有虚实寒热情。

天时不和万物病，民病合人脏腑生。

主气歌

主气六位同主运，显明之右君位知。

退行一步相火治，复行一步土治之，

复行一步金气治，复行一步水治之，

复行一步木气治，复行一步君治之。

客运歌

五天苍丹黅玄素，天气天干合化临。

甲己化土丙辛水，丁壬化木乙庚金。

戊癸化火五客运，起以中运相生轮。

阴少乙丁己辛癸，阳太甲丙戊庚壬。

客气司天在泉间气歌

子午少阴君火天，阳明燥金应在泉。

丑未太阴太阳治，寅申少阳厥阴联。

卯酉却与子午倒，辰戌巳亥亦皆然。

每岁天泉四间气，上下分统各半年。

运气分主节令歌

大立雨惊春清谷，立满芒夏小大暑。

立处白秋寒霜立，小大冬小从头数。

初大二春十三日，三运芒种十日甫。

四运处暑后七日，五运立冬四日主。

《运气要诀》白话讲记

五音主客太少相生歌

主运角徵宫商羽，五音太少中运取。

如逢太徵太商年，必是少角少宫羽。

若逢太角宫羽年，必是少商与少徵。

以客取主太少生，以主定客重角羽。

五运齐化兼化六气正化对化歌

运过胜己畏齐化，不及乘衰胜己兼。

太过被克不及助，皆为正化是平年。

气寅午未酉戌亥，正司化令有余看。

子丑卯辰巳申岁，对司化令不足言。

六十年运气上下相临歌

客运中运主一岁，客气天泉主半年。

气生中运曰顺化，运被气克天刑言。

运生天气乃小逆，运克司天不和愆。

气运相同天符岁，另有天符岁会参。

起主客定位指掌歌

掌中指上定司天，中指根纹定在泉。

顺进食指初二位，四指四五位推传。

司天即是三气位，在泉六气位当然。

主以木火土金水，客以阴阳一二三。

《运气要诀》白话讲记

天符太乙天符岁会同天符同岁会歌

天符中运同天气，岁会本运临本支，

四正四维皆岁会，太乙天符符会俱。

同天符与同岁会，泉同中运即同司，

阴岁名曰同岁会，阳年同天符所知。

执法行令贵人歌

天符执法犯司天，岁会行令犯在泉。

太乙贵人犯天地，速危徐持暴死占。

二火相临虽相得，然有君臣顺逆嫌。

顺则病远其害小，逆则病近害速缠。

南北政年脉不应歌

天地之气行南北，甲己一运南政年，
其余四运俱为北，少阴随在不应占。
北政反诊候不应，姑存经义待贤参。
从违非失分微甚，尺反阴阳交命难。

五运气令微甚歌

运识寒热温凉正，气审加临过及平。
六气大来皆邪化，五运失和灾病生。
微甚非时猝然至，看与何时气化并。
更与年虚月空遇，重感于邪证不轻。

五运平气太过不及歌

木曰敷和火升明，土曰备化金审平。

水曰静顺皆平运，太过木运曰发生。

火曰赫曦土敦阜，水曰流衍金坚成。

不及委和伏明共，卑监从革涸流名。

运气所至先后时歌

应时而至气和平，正化承天不妄行。

太过气淫先时至，侮刑我者乘我刑。

不及气迫后时至，所胜妄行刑所生。

所生被刑受其病，我所不胜亦来乘。

运气亢害承制歌

运气亢则皆为害，畏子之制敢不承。

因有承制则生化，亢而无制胜病生。

胜后子报母仇复，被抑屈伏郁病成。

郁极乃发因子弱，待时得位自灾刑。

六气胜复歌

邪气有余必有复，胜病将除复病萌。

复已又胜衰乃止，有无微甚若权衡。

时有常位气无必，胜在天三复地终。

主客有胜而无复，主胜客逆客胜从。

《运气要诀》白话讲记

五运郁极乃发歌

火土金郁待时发，水随火后木无恒。

水发雹雪土飘骤，木发毁折金清明，

火发曛昧有多少，微者病已甚无刑。

木达火发金郁泄，土夺水折治之平。

天时地化五病二火歌

运气天时地化同，邪正通人五脏中。

五脏受邪生五病，五病能赅万病形。

热合君火暑合相，盖以支同十二经。

虽分二火原同理，不无微甚重轻情。

五星所见太过不及歌

五星岁木荧惑火，辰水镇土太白金。

不及减常之一二，无所不胜色停匀。

太过北越倍一二，畏星失色兼母云。

盛衰徐疾征顺逆，留守多少吉凶分。

五行德政令化灾变歌

木德温和政舒启，其令宣发化生荣，

其变烈风云物飞，其灾摧拔殒落零。

火德彰显化蕃茂，其令为热政曜明，

其变炎烈水泉涸，其灾焦灼萎枯形。

土德溽蒸政安静，其令云雨其化丰，

其变阴埃震骤注，其灾霖雨岸堤崩。

金德清洁政劲切，其化紧敛令露膏，

其变肃杀霜早降，其灾苍干草木凋。

水德凄沧政坚肃，其化清谧其令寒，

其变凛冽寒太甚，其灾冰雹霜雪连。

五行地化虫畜谷果有太过不及
齐兼化歌

木主化毛犬麻李，火主羽马麦杏饶，

土主化倮牛稷枣，金主化介鸡稻桃，

水主化鳞彘豆栗，得气皆育失萧条，

太过齐化我克我，不及兼化克皆苞。

运气为病歌

五运六气之为病，名异情同气质分，

今将二病归为一，免使医工枉费心。

诸风掉眩属肝木，诸暴强直风所因，

支痛软戾难转侧，里急筋缩两胁疼。

诸痛痒疮属心火，诸热昏瞀躁谵狂，

暴注下迫呕酸苦，膺背彻痛血家殃。

诸湿肿满属脾土，霍乱积饮痞闭疼，

食少体重肢不举，腹满肠鸣飧泄频。

诸气膹郁痿肺金，喘咳痰血气逆生，

诸燥涩枯涸干劲，皴揭皮肤肩臂疼。

诸寒收引属肾水，吐下腥秽彻清寒，

厥逆禁固骨节痛，癥瘕癫疝腹急坚。

五运客运太过为病歌

风气大行太过木，脾土受邪苦肠鸣，

飧泄食减腹支满，体重烦冤抑气升，

云物飞扬草木动，摇落木胜被金乘，

甚则善怒颠眩冒，胁痛吐甚胃绝倾。

暑热大行太过火，肺金受邪喘咳疴，

气少血失及病疟，注下咽干中热多，

燔炳物焦水泉涸，冰雨寒霜水复过，

甚则谵狂胸背痛，太渊脉绝命难瘥。

雨湿大行太过土，肾水受邪腹中疼，

体重烦冤意不乐，雨湿河衍涸鱼生，

风雨土崩鳞见陆，腹满溏泻苦肠鸣，

足痿瘕痛并饮满，太溪肾绝命难存。

清燥大行太过金，肝木受邪耳无闻，

胁下少腹目赤痛，草木凋陨焦槁屯，

甚则胸膺引背痛，胠胁何能反侧身，

喘咳气逆而血溢，太冲脉绝命难生。

寒气大行太过水，邪害心火热心烦，

躁悸谵妄心中痛，天冰霜雪地裂坚，

埃雾蒙郁寒雨至，甚则肿咳痛中寒，

腹满溏鸣食不化，神门脉绝死何言。

六气客气主病歌

少阴司天热下临，肺气上从病肺心，

燥行于地肝应病，燥热交加民病生，

喘咳血溢及血泄，寒热鼽嚏涕流频，

疮疡目赤嗌干肿，厥心胁痛苦呻吟。

太阴司天湿下临，肾气上从病肾阴，

寒行于地心脾病，寒湿交攻内外淫，

民病身重足胕肿，霍乱痞满腹胀膜，

肢厥拘急脚下痛，少腹腰疼转动屯。

少阳司天火下临，肺气上从火刑金，

风行于地肝木胜，风火为灾是乃因，

民病热中咳失血，目赤喉痹聋眩瞑，

疮疡心痛瞤瘛冒，暴死皆因臣犯君。

阳明司天燥下临，肝气上从病肝筋，

热行于地心肺害，清燥风热互交侵，

民病寒热咳腈郁，掉振筋痿力难伸，

烦冤胁痛心热痛，目痛眦红小便绛。

太阳司天寒下临，心气上从病脉心，

湿行于地脾肉病，寒湿热内去推寻，

民病寒中终反热，痈疽火郁病缠身，

皮痹肉苛足痿软，濡泻满肿乃湿根。

厥阴司天风下临，脾气上从脾病生，

火行于地冬温化，风火寒湿为病民，

耳鸣掉眩风化病，支满肠鸣飧泻频，

体重食减肌肉痿，温厉为灾火化淫。

运气当审常变歌

未达天道之常变，反谓气运不相应。

既识一定之常理，再审不定变化情。

任尔百千杂合病，要在天时地化中。

知其要者一言毕，不得其旨散无穷。